Meridiansysteme

Der kreative Umgang mit den Meridianen

| Wilfried Teschler |

Originalausgabe

Polarity Verlag

Teschler GbR

Wilhelmshofallee 77

47800 Krefeld

Telefon: +49 2151 9490009

E-Mail: info@teschler.info

Internet: http://polarity-verlag.de

Cover: Frauke Teschler

ISBN: 978-3-939578-56-7

Inhaltsverzeichnis

7 gute Gründe

Sich wohlfühlen?
Gesund bleiben?
Heilungsprozesse unterstützen?
Emotional ausgeglichener werden?
Körperlich auf einfache Art und Weise fit werden und bleiben?
Sich geistig rege und beweglich halten?
Geerdet sein?

Sie wollen eine rundum wirksame Gesundheitsprophylaxe betreiben und dazu auch noch meditieren (lernen)?

Mit der Meridiansystematik können Sie sich körperlich und geistig fit machen und halten.

Steigen Sie ein, Sie werden die ersten positiven Ergebnisse schon nach kurzer Zeit spüren.

Die Meridianhaltungen

Lesen Sie die Beschreibung der jeweiligen Haltung, machen Sie sich Gedanken zu den Haltungen, lassen Sie sie vor Ihrem inneren Auge erscheinen. Fühlen Sie sich in die Haltungen ein.
Wenn Sie möchten, nehmen Sie probeweise eine Haltung ein.
Kontrollieren Sie an Hand von Beschreibung und Abbildung, ob Sie die Haltung auch genau eingenommen haben.
Vielleicht erleben Sie sogar das körperliche EINRASTEN in die Energie der Meridiane.

Eine Besonderheit dieser Übungen sind die individuellen Bewegungen, die sich an die Ausgangshaltungen anschließen. Probieren Sie es aus, lassen Sie sich drauf ein, vertrauen Sie Ihrer Körperintelligenz. (Genaue Erläuterungen zu diesen Bewegungen finden Sie im Anschluss an die Übungsbeschreibungen.)

Schaffen Sie zum Üben einen ruhigen und gut belüfteten Platz, an dem Sie sich ungehemmt und ungestört bewegen können. Tragen Sie zum Üben bequeme Kleidung, die auch weitläufige Bewegungen zulässt.

Was Sie sonst noch tun können: Es ist natürlich empfehlenswert, weitere Bücher zum Thema Meridiane zu lesen, auch wenn sie Akupunktur, Akupressur, Meridianmassage oder Qi Gong zum Thema haben. Alle haben die Meridianverläufe als Grundlage. Gute Informationen sind Gold wert.

Die einzelnen Meridiane

Der Thymus

Lernen Sie zunächst alle Meridianhaltungen kennen, einfach so, ohne Vorurteil oder Erwartung. Nehmen Sie die beschriebene und gezeigte Haltung ein, spüren Sie sich hinein, erleben Sie die Haltung.
Sie sind sehr unterschiedlich sowohl in der Form als auch im Inhalt und wie sie sich anfühlen.
Holen Sie sich die Eindrücke, machen Sie sich die Meridiane zugänglich.
Testen Sie die Haltungen. Welche gefallen Ihnen? Welche nicht? Welche interessieren Sie mehr und welche weniger?
Alle Meridiane haben den Thymus als Zentrum. Wir nehmen die Thymushaltung nicht nur als Opener für die Meridiane sondern auch als ein eigenständiges Energiefeld.

Die Übung

Gehen Sie mit dem rechten Fuß einen Schritt nach vorn. Bleiben Sie in Schrittstellung stehen und sorgen Sie dafür, dass Ihr Gewicht auf beide Füße gleichmäßig verteilt ist. Sie spüren, wie die Zehen ebenso wie die Vorderballen und die Ferse Bodenkontakt haben.
Die Arme werden gerade nach vorne gestreckt, sie bilden einen rechten Winkel zum Körper.
Die Handflächen zeigen nach vorne, wobei die Hände ebenfalls in einem rechten Winkel nach oben gestreckt sind, die Finger zeigen zur Decke.
Daumen und Finger liegen nebeneinander. Schauen Sie geradeaus, etwa ein bis zwei Zentimeter über einen imaginären Horizont. (Tipp: Der Horizont ist immer auf der Höhe der eigenen Augen!)

Verweilen Sie einen Moment in dieser Ausgangshaltung und lassen Sie dann daraus eine Bewegung entstehen.

Die jeweils genannten Zuordnungen zeigen eine Auswahl der Themen eines Meridians und geben einen repräsentativen Querschnitt wieder. Überschneidungen der Themen ergeben sich, weil man in mehreren Meridianen unterschiedliche Aspekte eines Zustandes, wie z.B. Traurigkeit (Lunge, Dickdarm, Herz) oder Vitalität (Dickdarm, Magen, Galle) finden kann.
Die Zuordnungen sind Hinweise auf mögliche Inhalte, die zutreffen können, aber nicht müssen.
Manche Zuordnungen habe ich aus der Literatur übernommen und andere wiederum auf Grund eigener Beobachtungen hinzugefügt.

Zuordnungen:

Dieser Meridian ist, wie schon gesagt, das Herz der Meridiane. Der Thymus ist einerseits allen Meridianen übergeordnet und zugleich nachgeordnet. Der Wille und die Kraft zu leben.
Ichbewusstsein, Identität, Integrität, Abwehrkraft, Schutz, Selbstschutz.
Fließt die Thymusenergie frei und stark, ist der gesamte Mensch in seiner Grundsubstanz gesund. Die Selbstkorrektur und Selbstheilungsfähigkeit sind hoch. Sind Störungen im Thymus, wirken sie sich als grundlegende Störungen in allen Meridianen und damit auf die gesamte Persönlichkeit aus.
Anzeichen sind: Es sind gravierende Störungen wie Ichverlust, minimales Lebensinteresse, elementare Unruhe, dauernde Panik, Ängste, geringe Abwehrkräfte, Todesangst, Vernichtungsangst.
Bei derartigen Störungen muss der Betroffene auf jeden Fall medizinisches Fachpersonal wie Ärzte aufsuchen. Am Zustand der Thymusenergie kann man den allgemeinen inneren Zustand und die Grundaussage des Menschen ablesen.

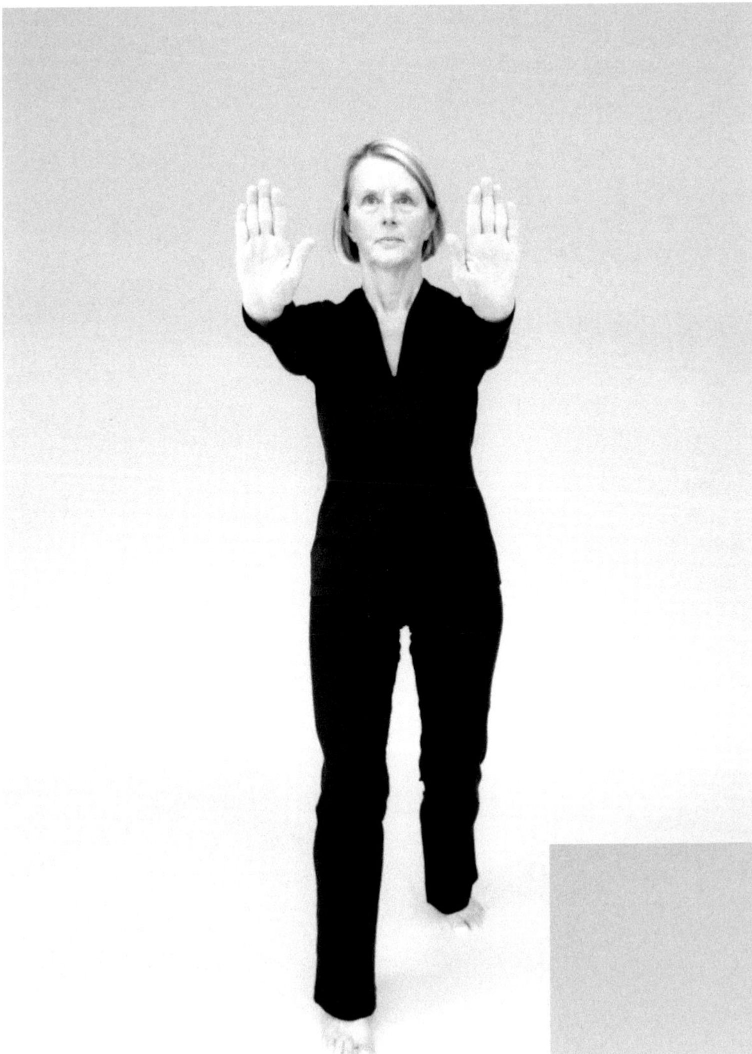

Thymushaltung

Vorderansicht

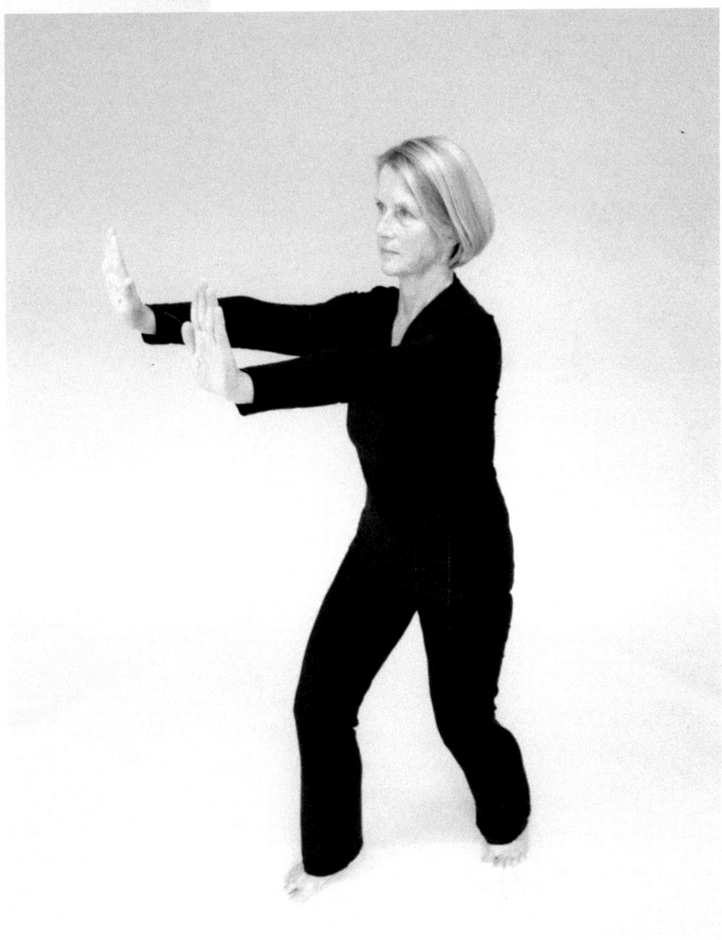

Thymushaltung

Seitenansicht

Lungenmeridian

Die Übung

Nehmen Sie den Vierfüßlerstand ein:
Hände stehen etwas breiter als schulterbreit.
Die Fußsohlen und Handflächen haben vollständigen Bodenkontakt.
Die Beine sind in den Knien so weit wie möglich durchgedrückt.
Legen Sie den Kopf in den Nacken, schauen Sie mit dem Gesicht nach vorne. Blicken Sie etwa ein bis zwei Zentimeter über den Horizont.

Die Beinhaltung ist für viele, meist ältere Menschen, schwer einnehmbar. Achten Sie bitte darauf, die Beine nicht zu überdehnen. Trainieren Sie die Dehnung.

Verweilen Sie einen Moment in dieser Ausgangshaltung und lassen Sie dann daraus eine Bewegung entstehen.

Zuordnungen:

Der Lungenmeridian ist für Austausch und Kontakt zuständig. Wir beginnen unser eigenständiges Leben mit einem ersten Atemzug.
Austausch, Kontakt, Veränderung, Abgrenzung, innere Weite, Sicherheitsgefühl. Das Erleben eingebettet und aufgehoben zu sein.

Stolz, Hochmut, Selbstgerechtigkeit, Deprimiertheit, Angst unfähig zu sein, Kraftlosigkeit, Traurigkeit, Weltschmerz. Atemwege, Haut, Arme, Hände, Schleim, Geruchssinn, Husten, Asthma, Schmerzen in der Brust und im oberen Rückenbereich, Kopfschmerzen.

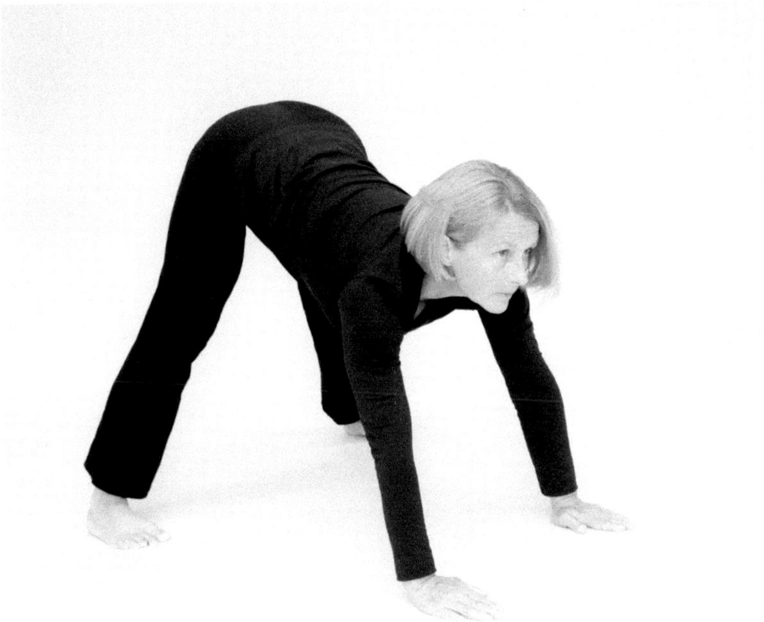

Lungenmeridian
Halbseitenansicht

Kopf hoch, Augen geradeaus

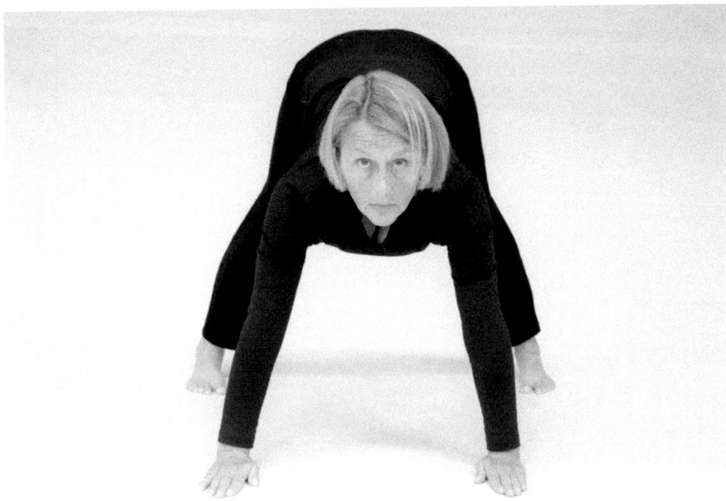

Lungenmeridian
Vorderansicht

Abstand der Hände beachten

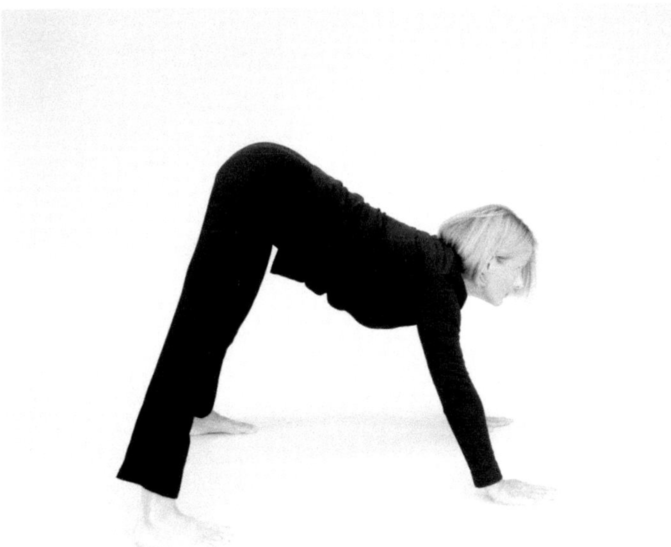

Lungenmeridian
Seitenansicht

Beine weitgehend durchgedrückt

Dickdarmmeridian

Die Übung

Stellen Sie sich mit etwas mehr als schulterbreit gespreizten Beinen hin. Beugen Sie leicht die Knie und schieben gleichzeitig das Becken und den Unterbauch nach vorn.
Beugen Sie den Oberkörper nach hinten.

Zugleich heben Sie die Arme über den Kopf.
Ihr Kopf befindet sich zwischen den Armen. Die Oberarme berühren leicht die Ohren. Blicken Sie mit offenen Augen schräg nach oben. Ihre Daumen und Ihre Finger liegen zusammen. Ihre Handflächen halten Sie flach und waagerecht, so als ob Sie sie gegen die Decke drücken, die Fingerspitzen zeigen nach hinten.

Verweilen Sie einen Moment in dieser Ausgangshaltung und lassen Sie dann daraus eine Bewegung entstehen.

Zuordnungen:

Der Dickdarmmeridian ist prinzipiell für die Bereiche Kraft und Kompetenz zuständig.
Leben und leben lassen. In der Kraft und Vitalität sein. Präsent sein, da sein, Kompetenz, auf Grund von Selbstvertrauen/Kraft loslassen können, Vitalität. Stolz, Souveränität und Disziplin sind Themen des Meridians.

Tiefer innerer Schmerz, Traurigkeit, Depression, Aktivität, Überaktivität, Verzweiflung, Reinheitsbestreben, Schizophrenie, vitale Angst / Ängste, Angst vor dem „Teufel" / dem Teuflischen / der Hölle, Wut, Trotz, krampfhaft an etwas festhalten. Schulter-/ Rückenschmerz, Kopfschmerz, Gelenkschmerz, Unruhe, Darmerkrankungen, Verstopfung, Darmschmerzen, Spasmen im Darm, Spasmen in den Beinen, behinderte Nasenatmung.

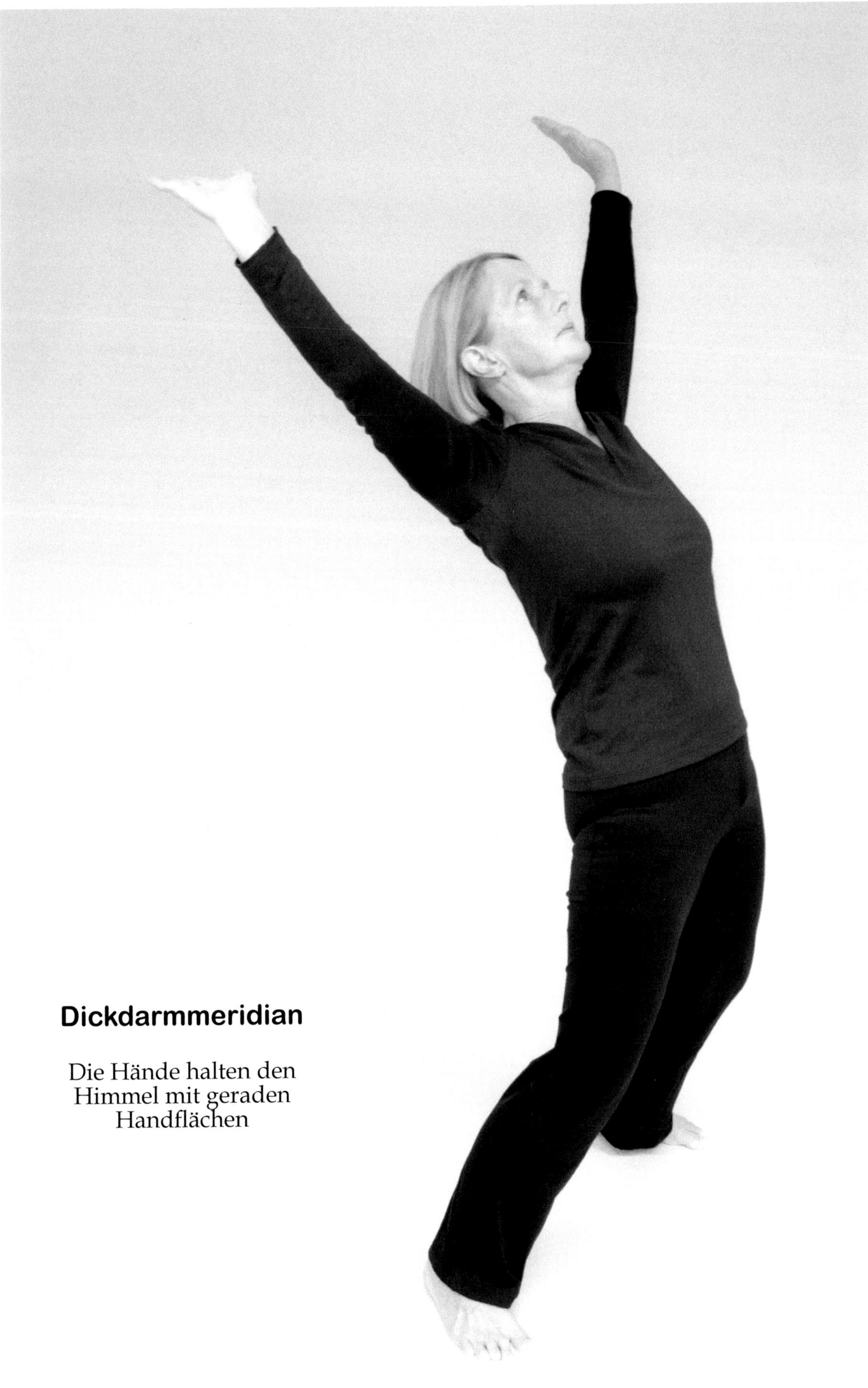

Dickdarmmeridian

Die Hände halten den Himmel mit geraden Handflächen

Magenmeridian

Die Übung

Nehmen Sie bitte folgende Haltung ein:
Legen Sie sich auf Ihre linke Seite.
Legen Sie die linke Hand unter die linke Gesichtshälfte und stützen mit der Hand Ihren Kopf, so dass der Kopf und die Wirbelsäule eine Linie bilden.

Das linke Bein ist gerade, das rechte Bein winkeln Sie an und stützen sich mit dem Knie auf dem Boden ab.
Halten Sie Ihren rechten Arm ausgestreckt im 90° Winkel vom Korpus.
Ihre Handfläche zeigt zum Boden und schwebt über ihm.

Daumen und Finger liegen fest nebeneinander.

Verweilen Sie einen Moment in dieser Ausgangshaltung und lassen Sie dann daraus eine Bewegung entstehen.

Zuordnungen: Der Magenmeridian ist grundsätzlich für das Annehmen und Aufnehmen von Dingen und die Regeneration zuständig.
Sich den Dingen des Lebens stellen, die Tatsachen des Lebens verarbeiten können. Innere Ruhe, Regenerationsfähigkeit, Klarheit, Tiefe, entspannt sein, Gelassenheit.

Stress, Unruhe, „schweres" Denken, Ekel, verbiestert sein, schlechte Laune, Hektik. Mund, Speiseröhre, Körpervorderseite, Magen- & Speicheldrüsen, Magenschleimhaut, Geschmacksinn, Zahnschmerz, Magenkrankheiten - schmerzen, Geschwüre, allgemeine Nervosität, Erbrechen, Durchfall, Blähungen, Anorexia nervosa, Bulimie.

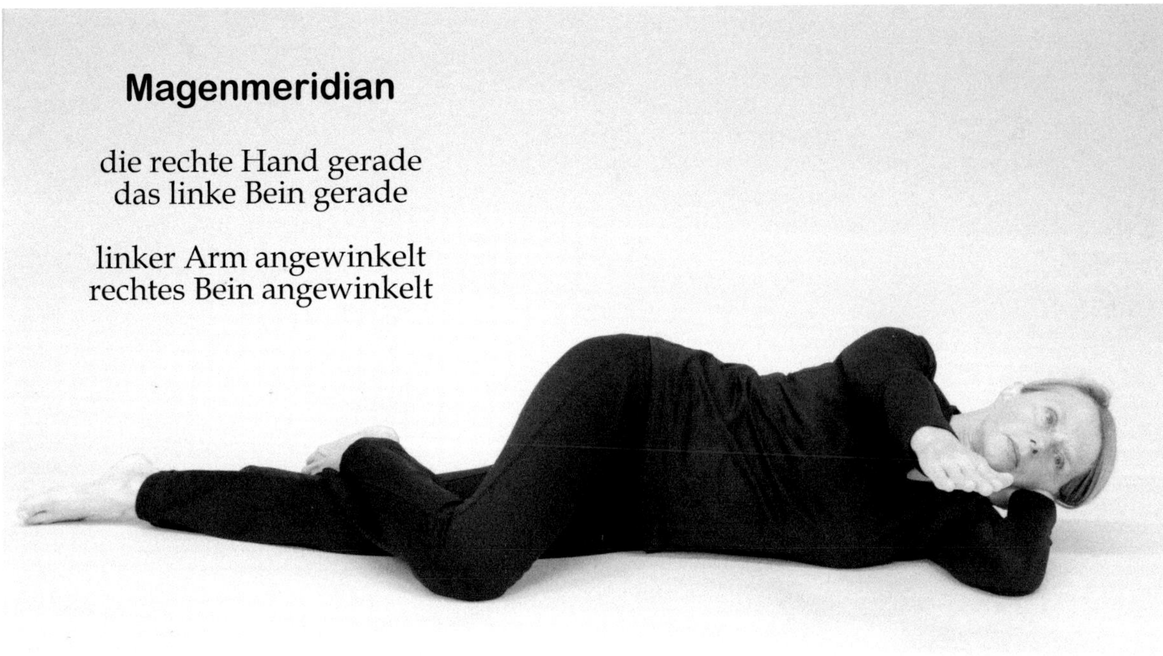

Magenmeridian

die rechte Hand gerade
das linke Bein gerade

linker Arm angewinkelt
rechtes Bein angewinkelt

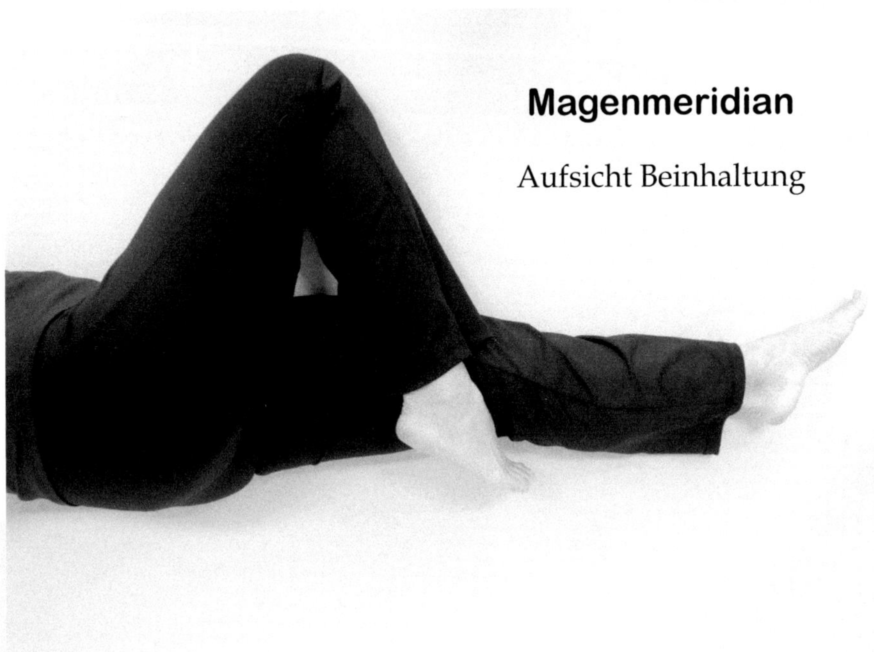

Magenmeridian

Aufsicht Beinhaltung

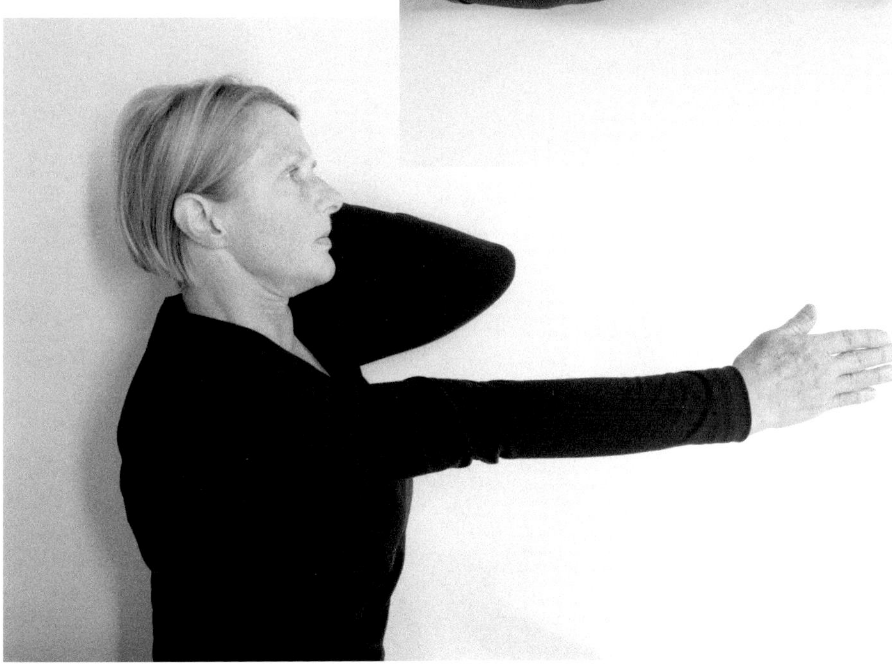

Magenmeridian

Aufsicht Oberkörper,
Nacken und Wirbelsäule
bilden eine Linie.

Der Kopf wird von der
linken Hand gehalten.

Milz-Pankreas-Meridian

Die Übung

Nehmen Sie bitte folgende Haltung ein:

Setzen Sie Ihr linkes Bein soweit wie möglich nach hinten. Beim Aufstellen des linken Fußes soll die Fußsohle mit ihrer ganzen Fläche den Boden berühren.
Ihr rechter Fuß bleibt in der Ausgangsposition.
Ihr rechtes Bein wird angewinkelt. Sie gehen mit dem rechten Knie so tief, wie es Ihnen möglich ist und bleiben mit dem linken Fuß in vollständigem Bodenkontakt.
Sie beugen Ihren Oberkörper so weit nach vorne, dass Ihr linkes Bein und der Rücken eine Linie bilden.
Strecken Sie die Arme waagerecht zum Boden nach vorne, die Handflächen zeigen in Richtung Boden, Daumen und Zeigefinger liegen nebeneinander.

Schauen Sie ein bis zwei Zentimeter über einen imaginären Horizont.

Verweilen Sie einen Moment in dieser Ausgangshaltung und lassen Sie dann daraus eine Bewegung entstehen.

Zuordnungen

Das übergeordnete Thema des Milz-Pankreas-Meridians (MiPa) ist „bei sich sein".
„Gerade sein" in der vielfachen Bedeutung des Wortes. An die Themen des Lebens herangehen, Fakten sehen und erkennen, ohne Scheu oder Ängste zupacken.
Spontan handeln, unbedingt und unvermittelt sein, direkt, deutlich und klar sein. Sanfte Spannkraft, Selbstbewusstsein, sanfte, kraftvolle Ausstrahlung, Lebenslust, Kreativität.

Schock, existenzielle Angst / Unsicherheit, psychische Labilität, unerklärliche Schmerzen im ganzen Körper, Kraftlosigkeit, nicht vorwärts kommen, auf der Stelle treten. Diabetes, Erbrechen, Durchfall, Harninkontinenz, Stoffwechselerkrankungen.

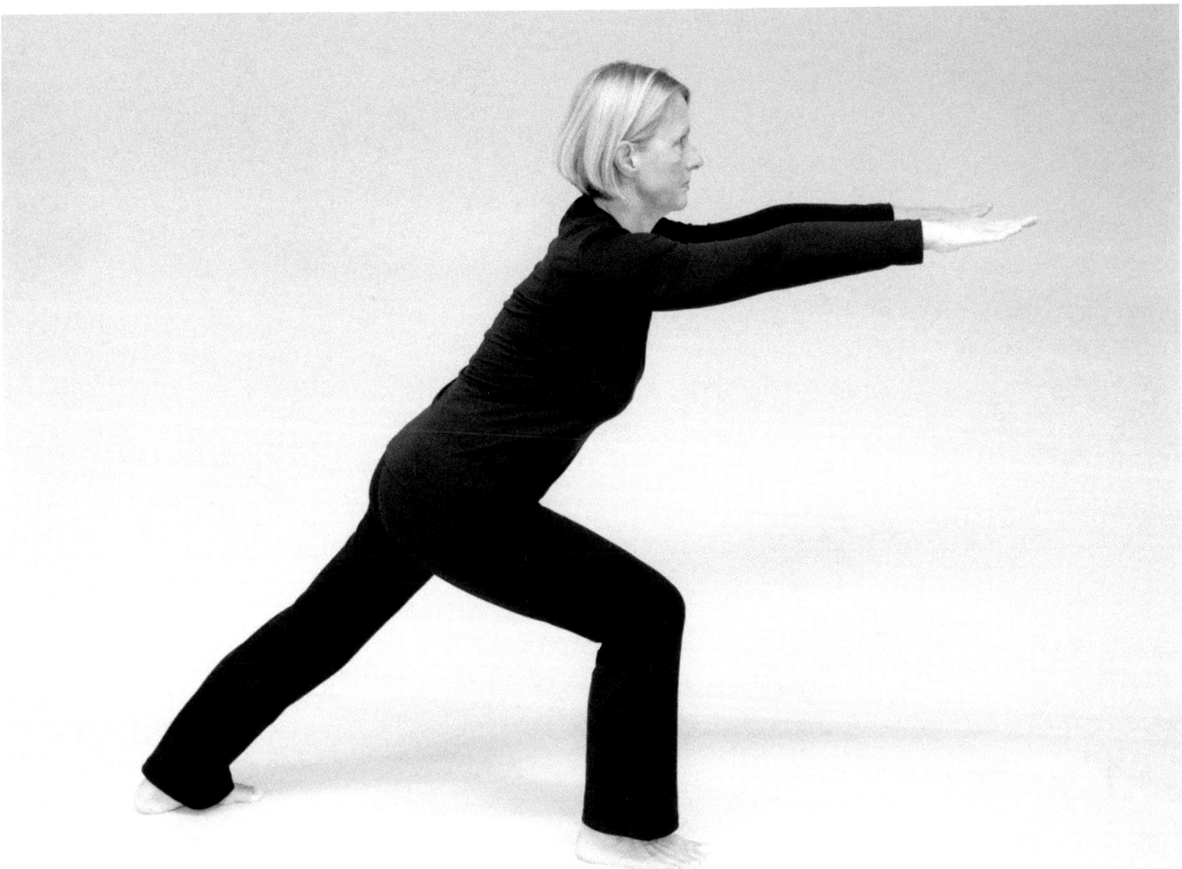

Milz - Pankreas - Meridian

Den linken Fuß nach hinten stellen.
Das rechte Knie beugen.
Die Handflächen zeigen parallel zum Boden.

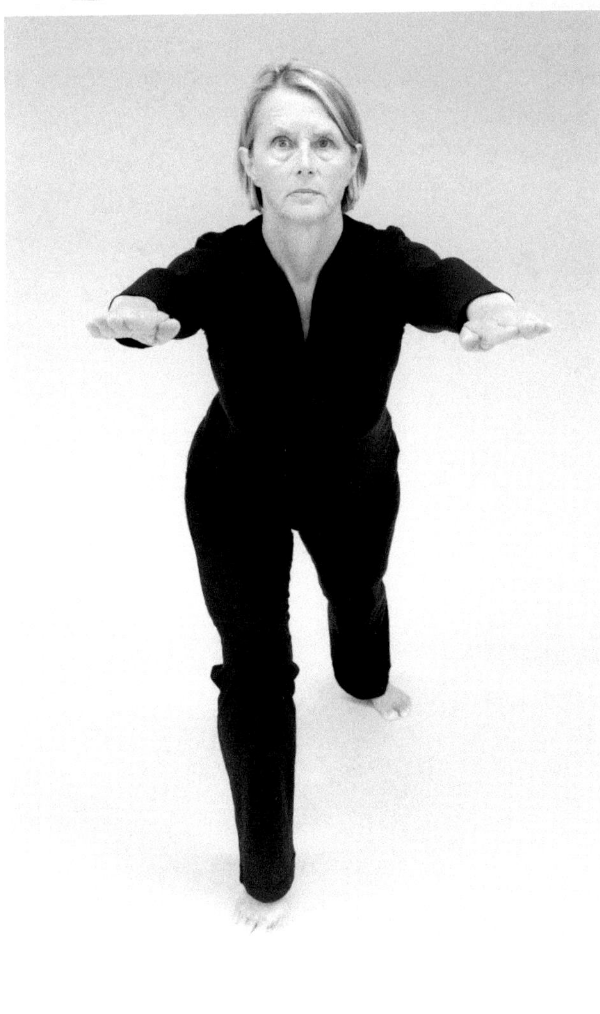

Herzmeridian

Die Übung

Nehmen Sie bitte folgende Haltung ein:
Beugen Sie die Knie etwa so, als ob Sie auf Skiern ständen und auf eine Abfahrt gingen.
Kopf, Nacken und Rücken bilden dabei eine Linie.
Die Augen wenden Sie (anders als bei der Skifahrt) in Richtung Boden.
Sie haben mit Ferse, Fußsohle und Zehen einen festen und spürbaren Kontakt zum Boden.

Die Arme sind angewinkelt neben dem Körper, die Hände sind zu festen Fäusten geballt. Die Fäuste befinden sich in der Beckenbeuge neben den Hüften, so als ob Sie kurze Skistöcke in den Händen halten würden.

Schauen Sie ungefähr einen halben bis einen Meter vor sich auf den Boden.

Verweilen Sie einen Moment in dieser Ausgangshaltung und lassen Sie dann daraus eine Bewegung entstehen.

Zuordnungen

Das übergeordnete Thema des Herzmeridians ist das Ja ohne Bedingungen und ohne Wenn und Aber.
Es ist das Gefühl und Wissen, dass man frei ist. Verantwortliches und liebevolles Tun und Lassen. Zugewandt sein. Hinwendung zum Leben, kraftvoll, mutig, vorurteilsfrei die Dinge und das Leben sehen und hineingehen. Mitmenschlichkeit.

Enge, Hass, mangelnde Selbstliebe, Gefühlskälte, Missgunst, Zaghaftigkeit, Schlaflosigkeit, allgemeine Unruhe, „Hysterie“, Neurosen, Nervosität. Schmerzen in der Brust / am Herzen / Schulter / Arm. Enge in der Brust, Moral, Selbstgerechtigkeit.

Herzmeridian

Die Haltung gleicht
der eines Skifahrers.

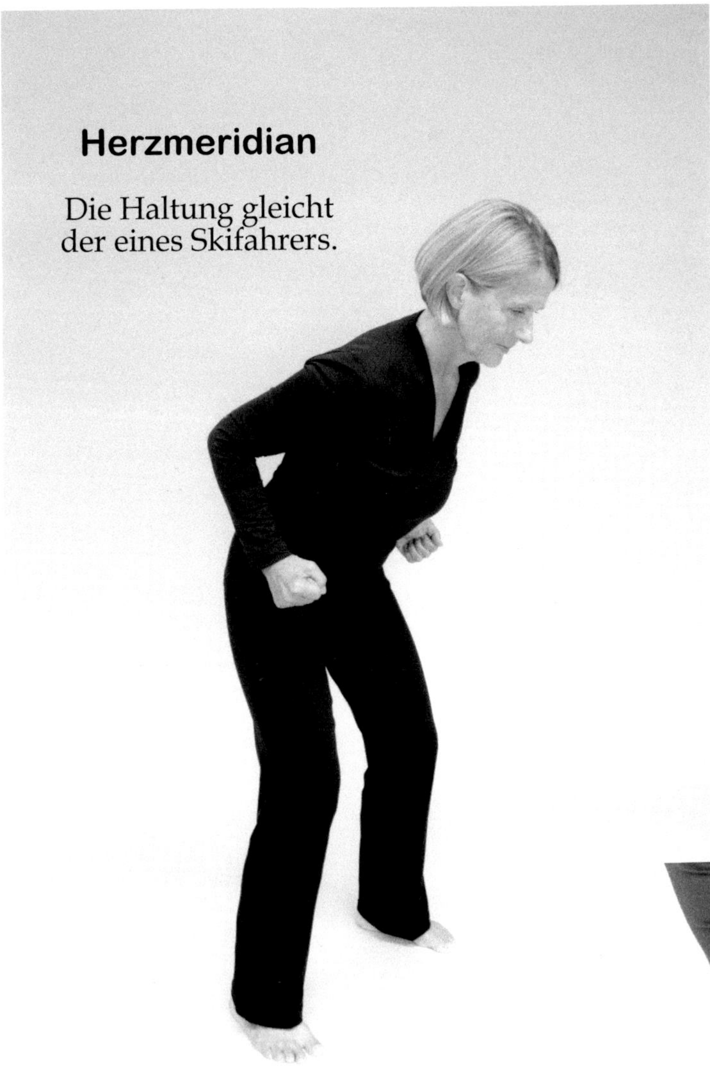

Herzmeridian

Die Hände sind zu
Fäusten geballt.

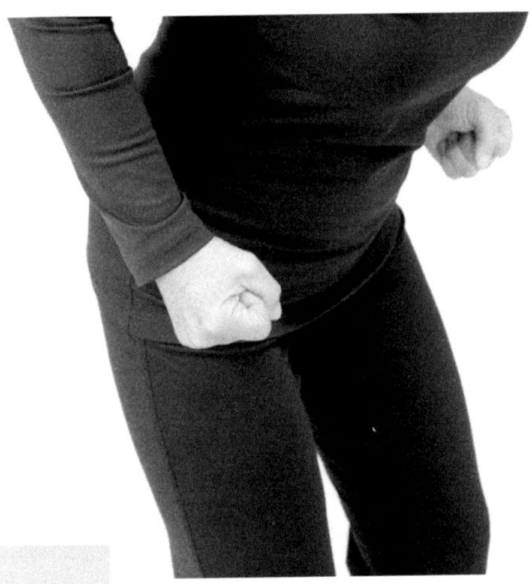

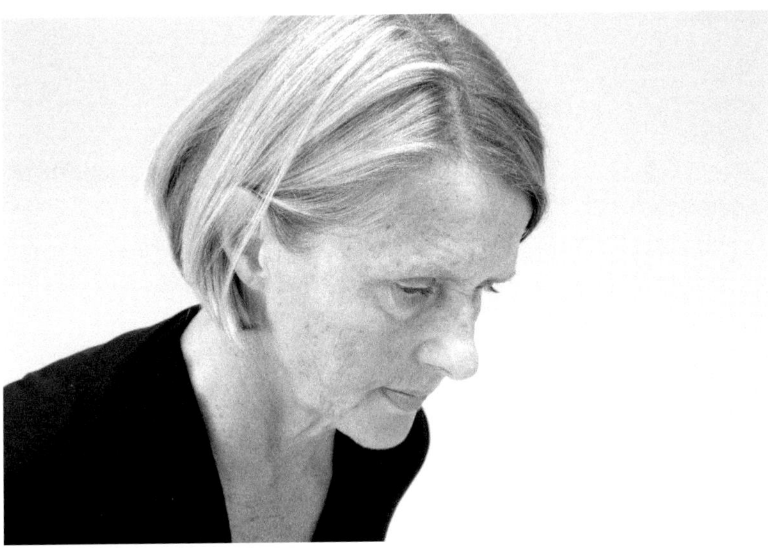

Herzmeridian

Der Blick ist auf einen
Punkt etwa einen Meter
vor den Füßen gerichtet.

Dünndarmmeridian

Die Übung

Setzen Sie sich auf den Boden und ziehen Sie die Beine an. Die Fersen sind so nahe wie möglich am Gesäß.
Schließen Sie Ihre Arme um die Mitte der Schienbeine.
Legen Sie Ihr Kinn auf die Knie.
Schauen Sie vor sich auf den Boden.

Verweilen Sie einen Moment in dieser Ausgangshaltung und lassen Sie dann daraus eine Bewegung entstehen.

Zuordnungen

Das übergeordnete Thema des Dünndarmmeridians ist das Wachsein und tiefe Verstehen. Verstehen und das Verstandene integrieren, sich auseinandersetzen, die Dinge filtern, auswerten, unterscheiden, der Aha – Effekt. Geistige Klarheit, Klugheit, Probleme denkend bewältigen. Aus Klugheit heraus handeln, anwesend sein, identifiziert sein mit dem, was man ist und tut. Langmütig sein, Geduld haben. Ruhe haben, Ruhe ausstrahlen, gelassen sein. Schwierigen Situationen nicht ausweichen. Entscheiden können, entschieden sein, sanft und konsequent sein. Den Weg wissen.

Sich wie gefangen fühlen, nicht denken können, Brett vor dem Kopf, sich innerlich verschließen, Minderwertigkeitsgefühle, Desorientierung. Allergien, Nahrungsmittelunverträglichkeit, Durchfall, Kolitis, Tinnitus.

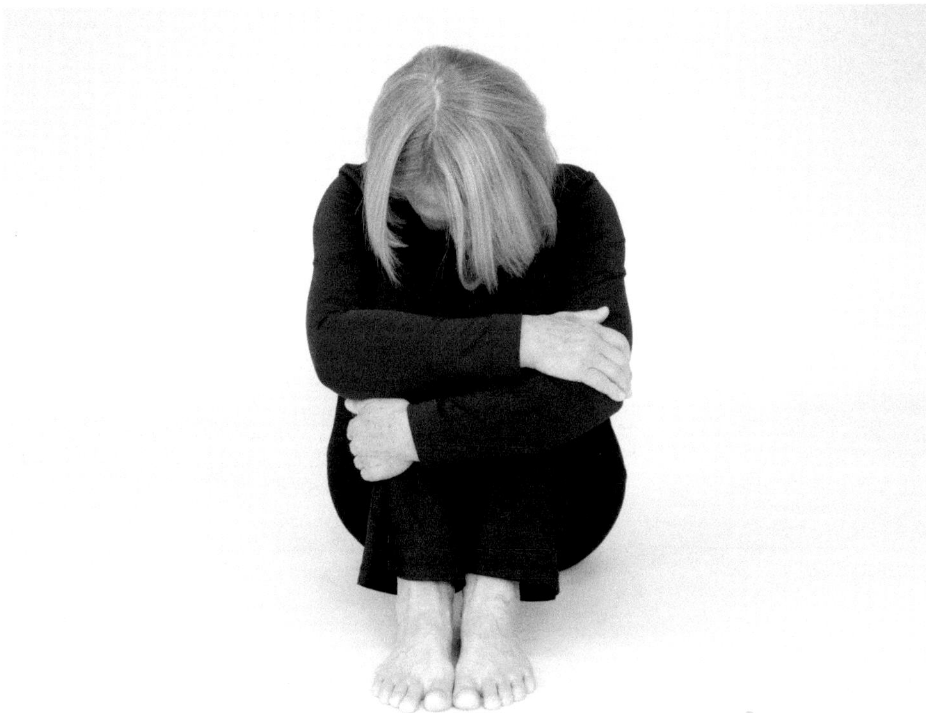

Dünndarmmeridian

Die Füße stehen eng beieinander.

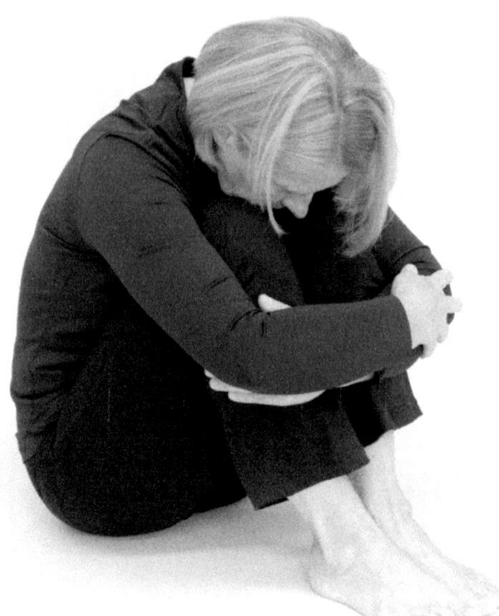

Dünndarmmeridian

Die Arme sind fest um die Beine geschlungen.

Blasenmeridian

Die Übung

Nehmen Sie bitte folgende Haltung ein:
Legen Sie sich auf den Rücken.
Ihren Kopf halten Sie mindestens einen Zentimeter über den Boden, besser sind zwei bis drei Zentimeter.
Spreizen Sie Ihre Beine in einem 90° Winkel auseinander. Sie bleiben dabei auf dem Boden.

Heben Sie Ihre Arme seitlich nach oben, so dass sie in einem 90° Winkel zueinander stehen. Daumen und Finger liegen fest nebeneinander.

Wichtig: Handflächen zeigen in Richtung der Füße.

Verweilen Sie einen Moment in dieser Ausgangshaltung und lassen Sie dann daraus eine Bewegung entstehen.

Zuordnungen

Das übergeordnete Thema des Blasenmeridians ist das Loslassen.
Alles ist in Ordnung. Ich bin. Ich bin OK, Du bist OK. Das Gleichmaß / der Gleichklang der Dinge ist erreicht und bleibt. Es ist so, wie es ist.

Nicht loslassen können, nicht nachgeben können, sich abgrenzen müssen, Einsamkeit, Kraftlosigkeit, Schwäche / Nachgiebigkeit, Aufgabe, Rigidität, Selbsthass. Sich nicht abgrenzen. Sich suchen und nicht finden. Den Atem anhalten. Hämorrhoiden, Durchfall, Zysten, Ischiasschmerzen, Zyklusstörungen, Schmerzen im Lendenwirbelbereich, Durchfall, Blähungen, Blasenentzündung, Empfindungslosigkeit der unteren Extremitäten, Wadenkrämpfe, Lenden- und Beinschmerzen.

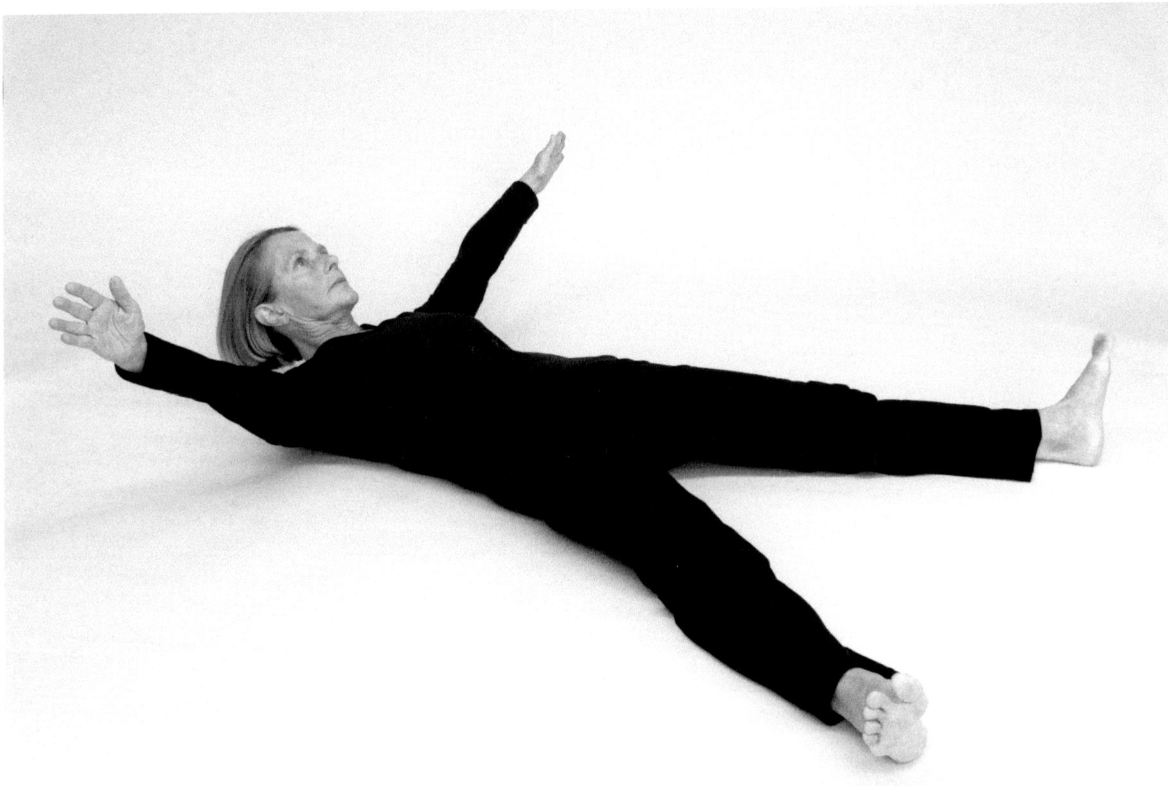

Blasenmeridian

Der Hinterkopf schwebt
über dem Boden.

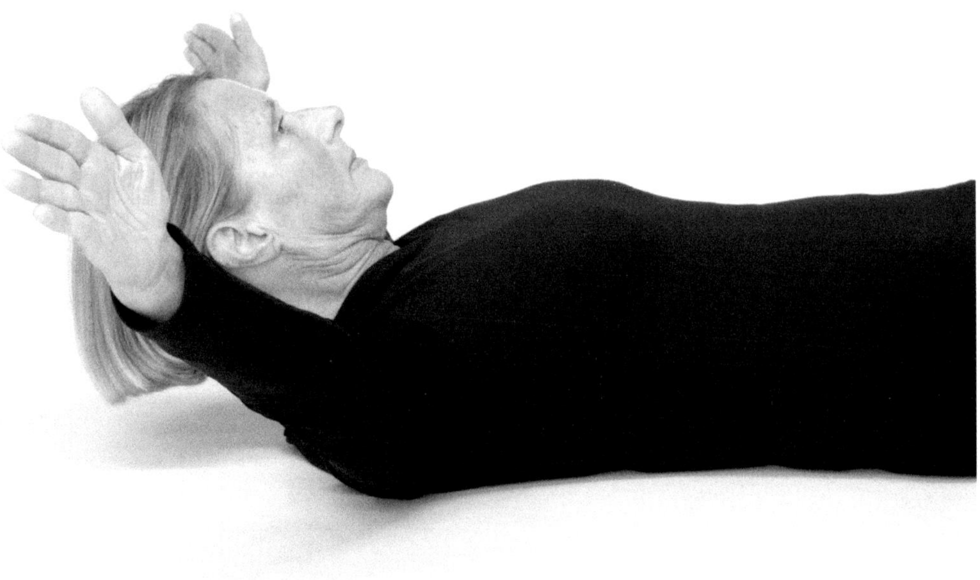

Nierenmeridian

Die Übung

Legen Sie sich auf den Rücken. Der Hinterkopf, Schultern, Rücken und Gesäß spüren den Boden. Winkeln Sie Ihre Beine im Hüftgelenk, in den Knien und dann auch die Fußgelenke um jeweils 90° ab. Knie und Beine berühren sich nicht.
Umfassen Sie den Brustkorb auf Höhe des Solarplexus mit beiden Armen. Unterarme und Hände liegen aneinander.

Verweilen Sie einen Moment in dieser Ausgangshaltung und lassen Sie dann daraus eine Bewegung entstehen.

Zuordnungen

Das übergeordnete Thema des Nierenmeridians lautet „Zwei ist Eins".

Bei sich sein, Deutlichkeit, Eindeutigkeit, Selbstsicherheit, Standfestigkeit, Integrität, Rückgrat haben, aufrecht - aufrichtig sein, Beziehung / Beziehungsfähigkeit, Vergangenheit und Vergangenheitsbewältigung, Urvertrauen, Entscheidung, Mut, die Genetik.

Sinnleere, Einsamkeit, Beziehungslosigkeit, Niedergeschlagenheit, an Altem hängen, Verzweiflung, Depression, verdreckt sein, sich schlecht fühlen, wenig Körpergefühl haben. Kopfschmerz, Menstruationsstörungen, nächtliches Schwitzen, Empfindungslosigkeit des Beckens / der Beine, Erkrankungen der Genitalien, Impotenz, Koliken, Appetitmangel, psychische, wie körperliche Verschlackung.

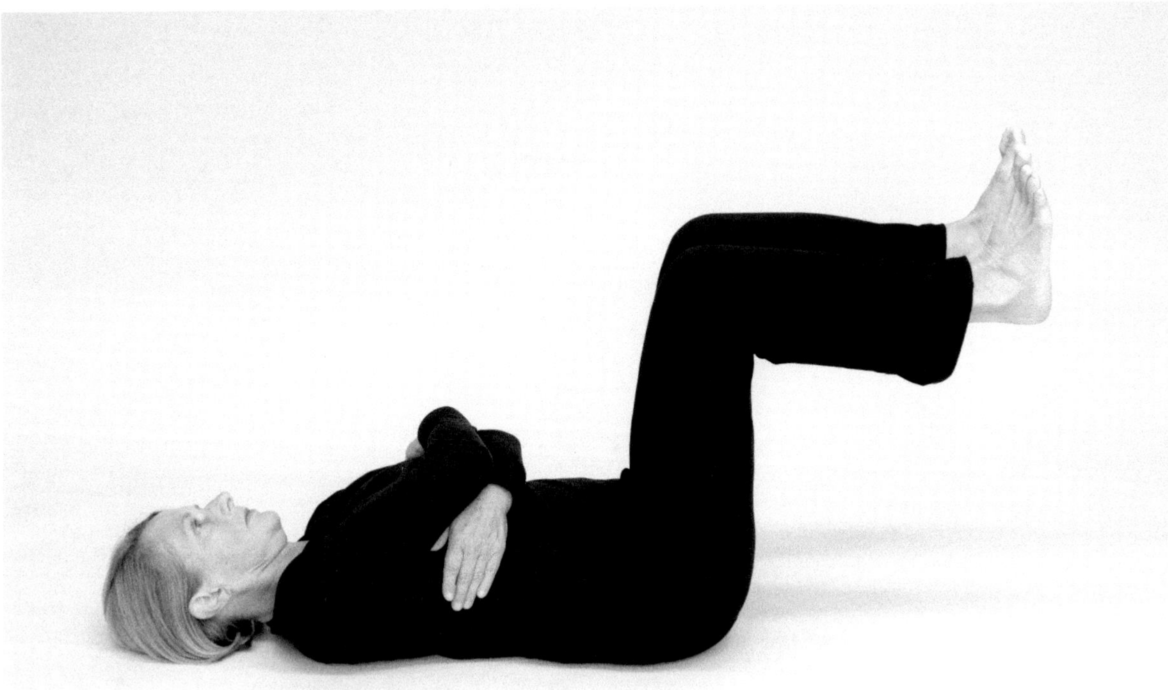

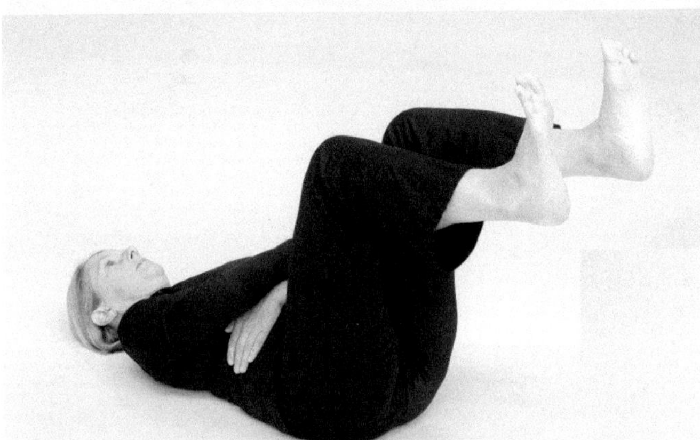

Nierenmeridian

Die Knie berühren sich nicht.

Nierenmeridian

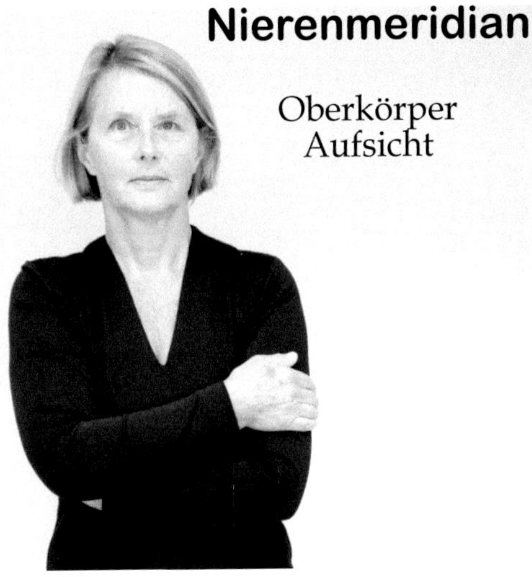

Oberkörper Aufsicht

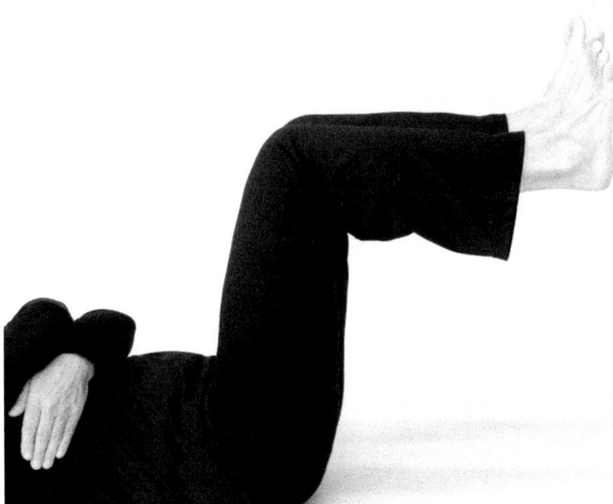

Nierenmeridian

Die Gelenke der Beine haben einen 90° Winkel.

Kreislauf-Sexus-Meridian

Die Übung:

Nehmen Sie bitte folgende Haltung ein:
Stellen Sie sich auf die Fußballen.

Legen Sie den Kopf in den Nacken.

Sie schauen mit offenen Augen genau senkrecht über sich.
Ihre Arme und Hände nehmen Sie gerade nach oben, so dass Körper und Arme eine Linie bilden. Die Daumen und Finger liegen fest nebeneinander, die Handflächen zeigen nach vorne.

Ziehen Sie sich „an den Fingerspitzen" soweit wie möglich nach oben.

Verweilen Sie einen Moment in dieser Ausgangshaltung und lassen Sie dann daraus eine Bewegung entstehen.

Zuordnungen
Das übergeordnete Thema des Kreislauf-Sexus-Meridians ist Ausstrahlung. Charisma, sozial integriert sein, sexuelles Interesse, Libido, soziale Kontaktfähigkeit, soziales Interesse, Belastungsfähigkeit, das Empfinden / Gefühl mit dabei / integriert zu sein / ein Teil des Ganzen zu sein, Selbstsicherheit, mitten im Leben sein.

„Keiner liebt mich...", Protzhaltung, Manierismus, Selbstdarstellung, Schöngeist, Egozentrik, abgewandt von der Welt sein, Selbsterotik, Selbstbezogenheit. Hormonelle Störungen, Herzschmerzen, Tremor, Nervosität, Unsicherheit.

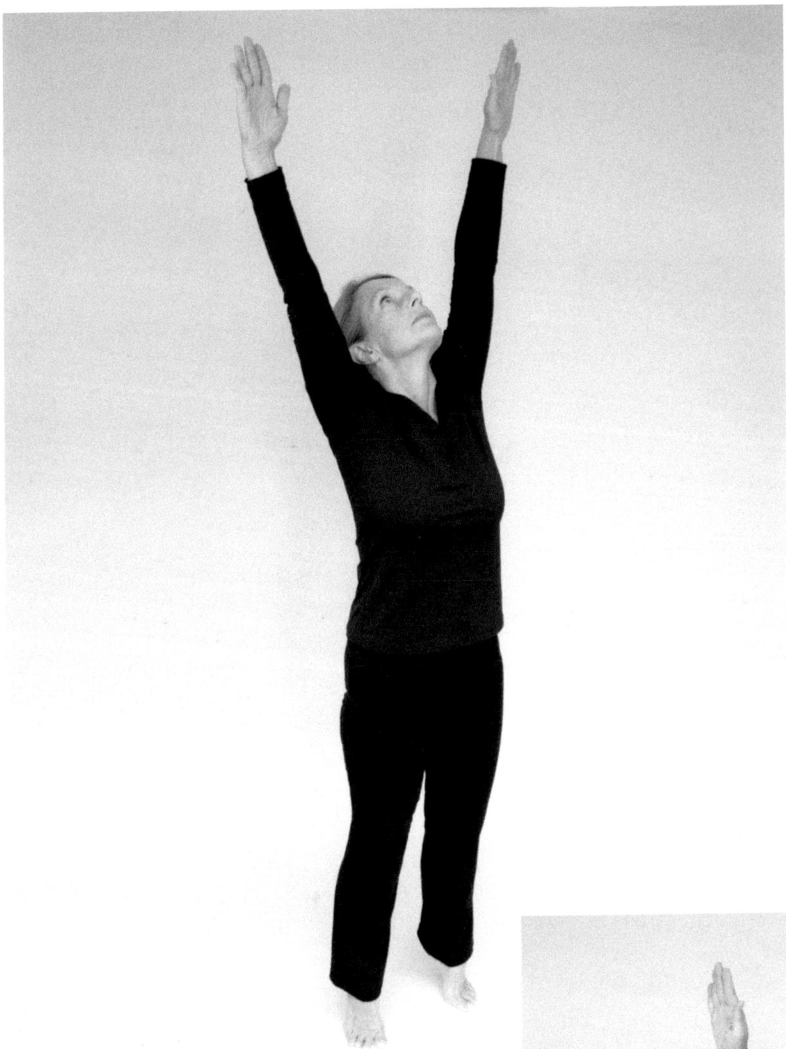

Kreislauf Sexus Meridian

Sich so hoch wie möglich strecken.

Kreislauf Sexus Meridian

Ganz nach oben schauen.

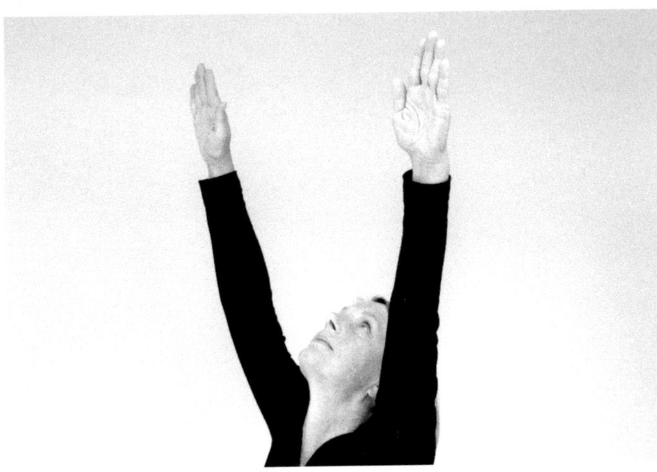

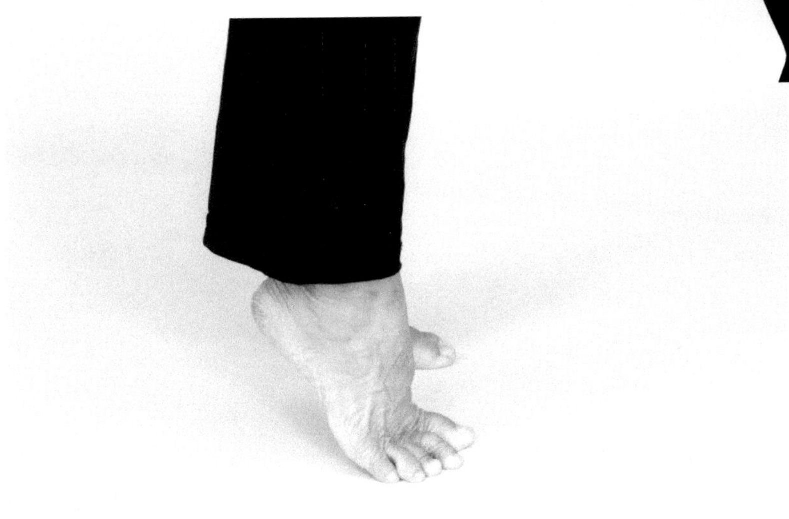

Kreislauf Sexus Meridian

Auf den Vorderballen und Zehen stehen.

Dreifacher-Erwärmer-Meridian

Die Übung

Legen Sie sich auf den Bauch.

Heben Sie die Unterschenkel in einem Winkel von rund 45° an. Die Füße halten Sie so, als ob Sie eine gerade Fläche über dem Körper berühren würden.

Den Brustbereich heben Sie um ein bis zwei Zentimeter an, schauen Sie nach vorne, ein bis zwei Zentimeter über einen imaginären Horizont.

Arme und Hände sind gerade nach vorne gestreckt.

Handflächen zeigen zum Boden.

Verweilen Sie einen Moment in dieser Ausgangshaltung und lassen Sie dann daraus eine Bewegung entstehen.

Zuordnungen
Das übergeordnete Thema des Dreifachen-Erwärmer-Meridians ist das Unstoffliche, Wesentliche.
Sich als prinzipiell fähig erleben, Präsenz, Bewusstsein, Selbstbewusstsein, innerlich und körperlich beweglich sein, Kongruenz in Ausdruck und Bewegung.
Die Haltung: „Ich bewältige, was mir im Leben begegnet. Ich bleibe in der Bahn. Ich bin bei mir."

Angst davor haben, nicht (ich) zu sein, Ichverlust, geistige / esoterische / religiöse Suche und Verirrungen, rigide Ideologien bis hin zum Starrsinn, Irrsinn, Entwicklungsverzögerungen, Wetterfühligkeit. Nervosität, Herzrhythmusstörungen, Diabetes, Störungen des Stoffwechsels und der Verdauung, Schilddrüsenstörungen, Hormonstörungen.

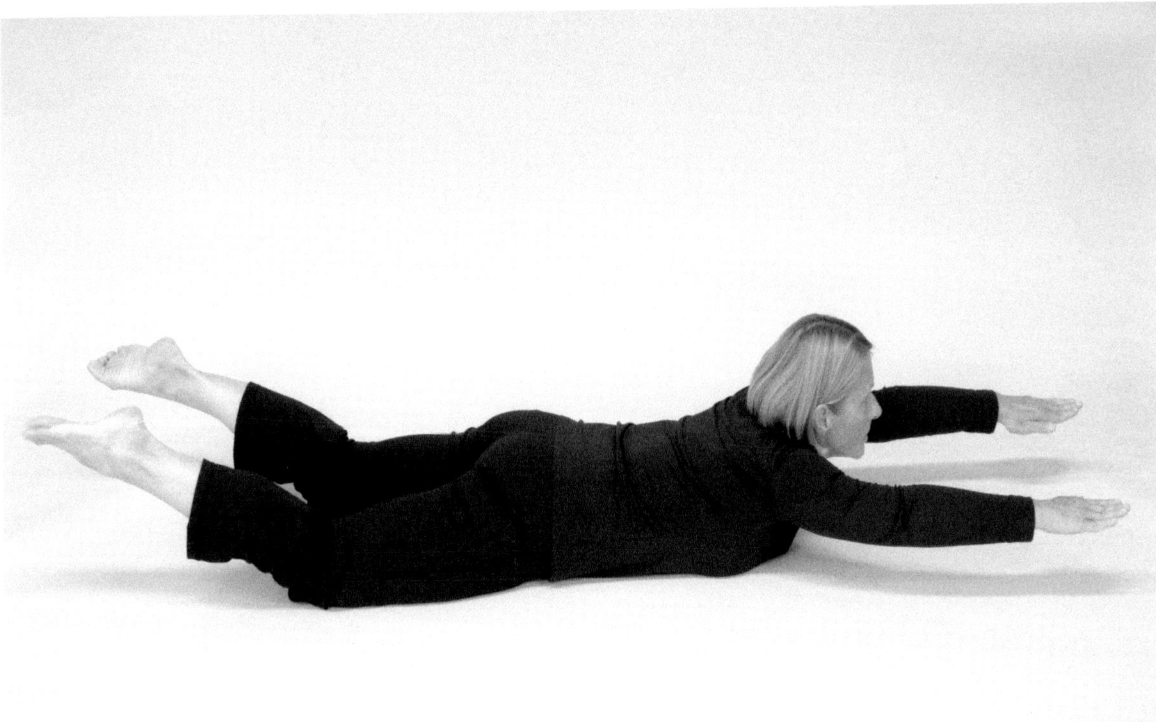

Dreifacher-Erwärmer Meridian

Handflächen zeigen zum
Boden,
Fußsohlen nach oben.

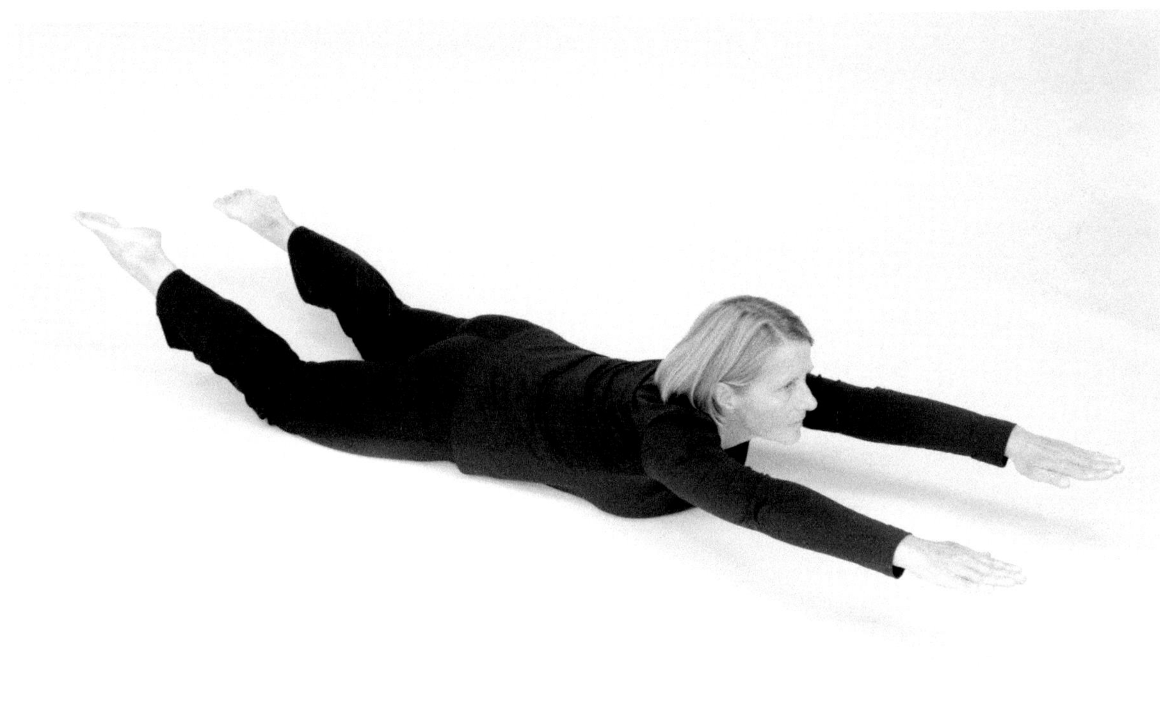

Gallenblasenmeridian

Die Übung
Stellen Sie sich gerade hin. Ihre Füße stehen etwas mehr als schulterbreit auseinander. Die Hände legen Sie auf den Hinterkopf. Die Finger sind ineinander verschränkt.

Die Oberarme bilden mit den Schultern eine Linie, so dass sich die Ellbogen neben dem Kopf in Höhe der Ohren befinden.

Reißen Sie die Augen weit auf, die Stirn ist in Falten gelegt.

Sie stehen mit leicht angewinkelten Knien und beiden Füßen fest auf dem Boden.

Verweilen Sie einen Moment in dieser Ausgangshaltung und lassen Sie dann daraus eine Bewegung entstehen.

Zuordnungen
Das übergeordnete Thema des Gallenblasenmeridians sind Klarheit und Vernunft.
Denken, die Klarheit des Denkens, geistige Ruhe, Stille der Gedanken, Wachheit, geistige Präsenz, Erkenntnis.

Gehässigkeit, Jämmerlichkeit, Biestigkeit, Rechthaberei, geistige Enge, Kopfschmerz, Migräne, Bösartigkeit, der Advocatus Diaboli, der Negativist, geistige Blindheit, Engstirnigkeit, Launenhaftigkeit, Psychosen, ein ganzkörperlicher Schmerz, Verdauungsstörungen, Augenkrankheiten, Gehirnfunktionsstörungen, Kniegelenkschmerzen.

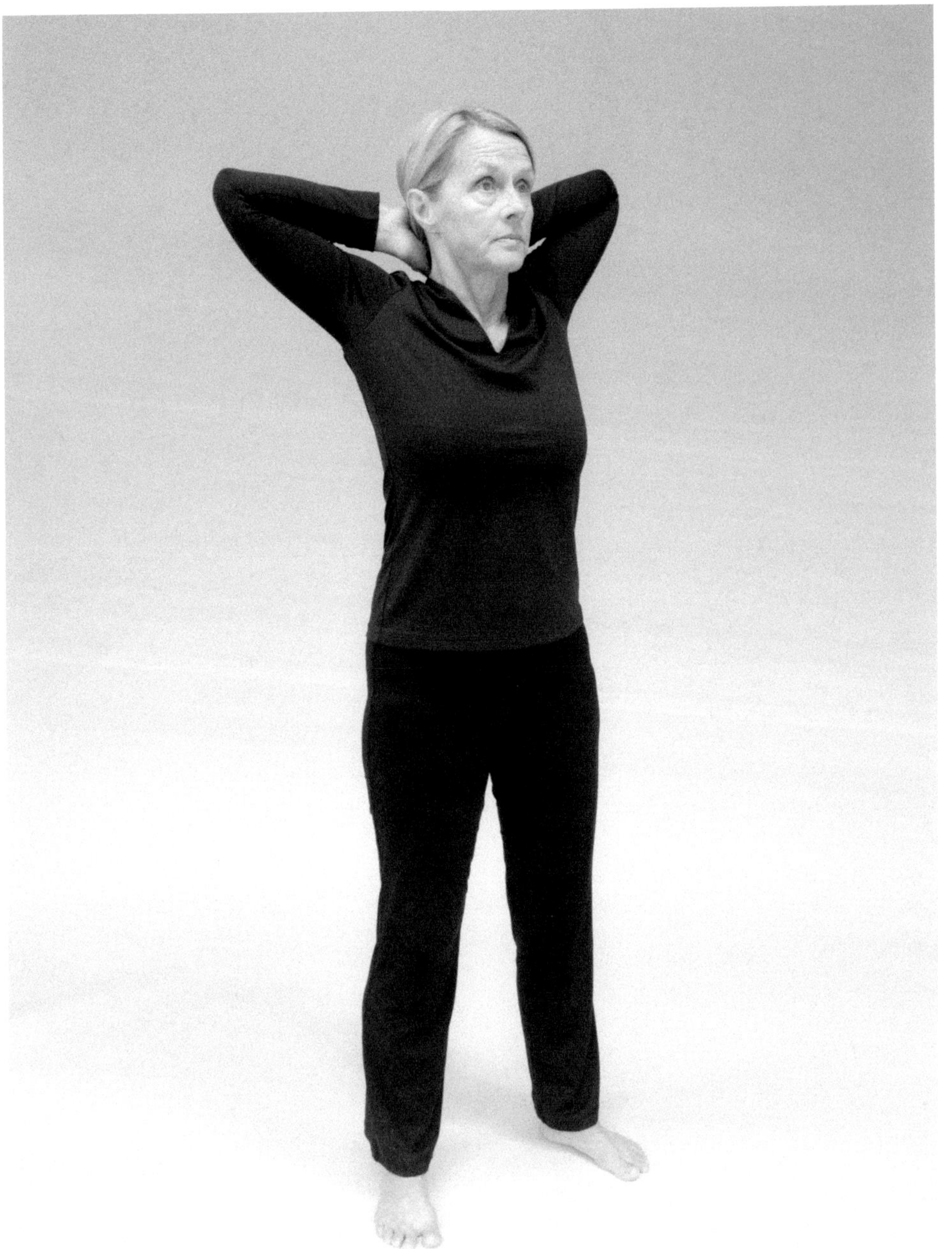

Gallenblasenmeridian

Die Augen sehr weit öffnen,
Stirn in Falten legen, Hände
in den Nacken.

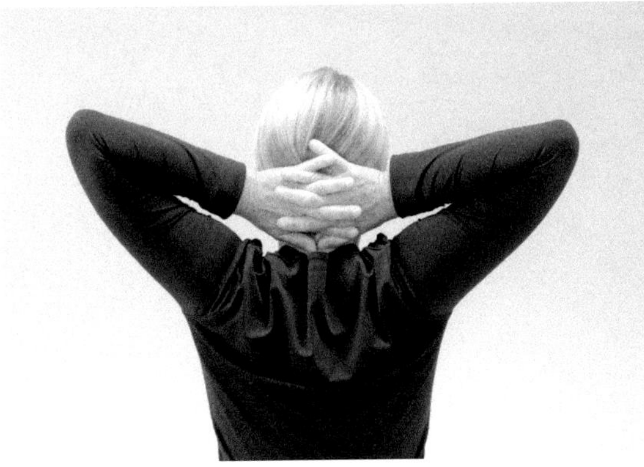

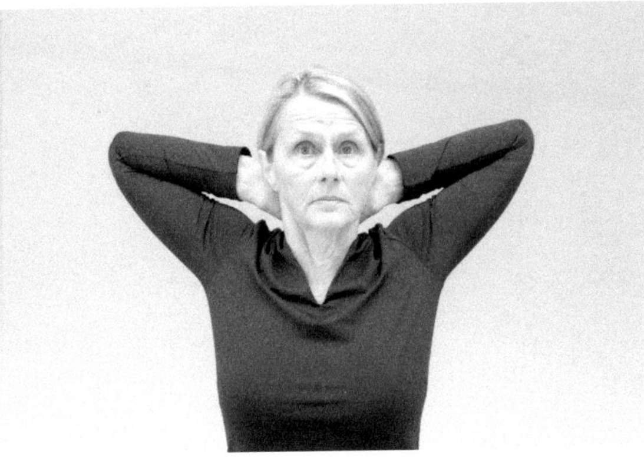

Lebermeridian

Die Übung

Stellen Sie sich militärisch stramm und sehr gerade hin. Atmen Sie gut und tief.

Strecken Sie die Arme geradeaus nach vorne.

Spannen Sie Ihre gesamte Muskulatur an!
Stellen Sie die Hände auf, so dass die Handflächen nach vorne zeigen. Die Finger sind so weit nach hinten (zum Körper) gebogen, wie es möglich ist. Daumen und Zeigefinger beider Hände liegen eng zusammen.

Bleiben Sie so lange, wie es Ihnen möglich ist, in dieser Spannung stehen.

Erst wenn Sie die Spannung nicht mehr halten können, sollten Sie eine Bewegung zulassen.

Zuordnungen

Die übergeordneten Themen des Lebermeridians sind Körperlichkeit und Kraft.
Ich bin hier. Ich fühle mich. Ich spüre. Ich spüre mich. Ich bin ein verantwortlicher Mensch. Ich kann, will und bin. Ich bin (körperlich) fähig. Ich bin Körper.

Schuldzuweisung, Versorgungshaltung, die innere Haltungen: „Ich kann nicht, aber die anderen müssen für mich. Ich bin krank und schwach. Ich muss geschützt werden." Depressionen, dauernde Müdigkeit, Druck im Oberbauch, Verdauungsbeschwerden, Koliken, Gelenkschmerzen in den Beinen, Suchterkrankungen, Uterusprolaps, Genitalschmerzen.

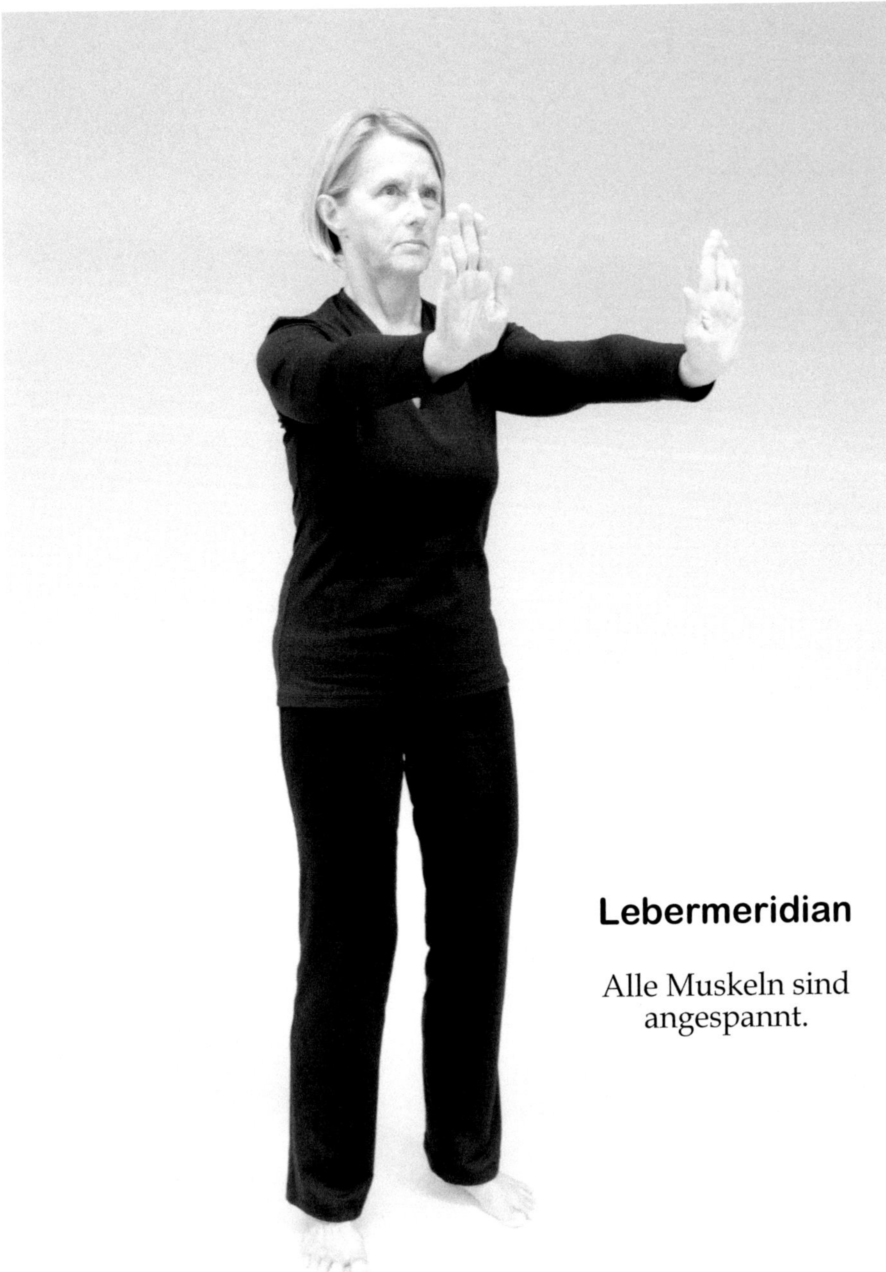

Lebermeridian

Alle Muskeln sind angespannt.

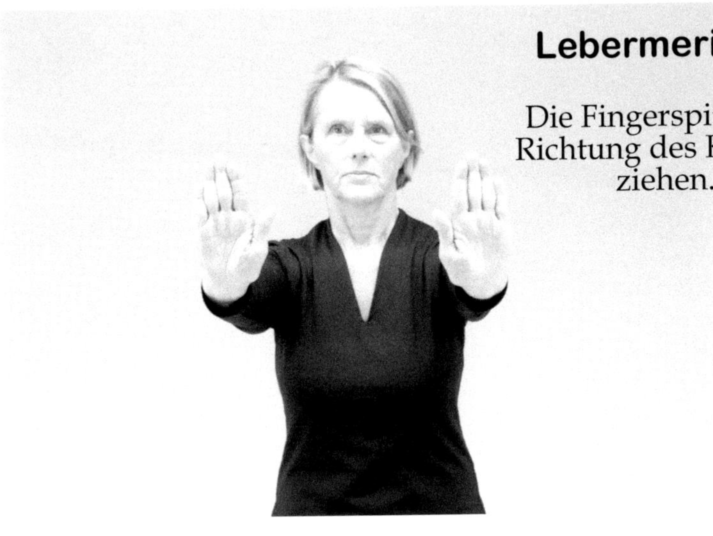

Lebermeridian

Die Fingerspitzen in Richtung des Körpers ziehen.

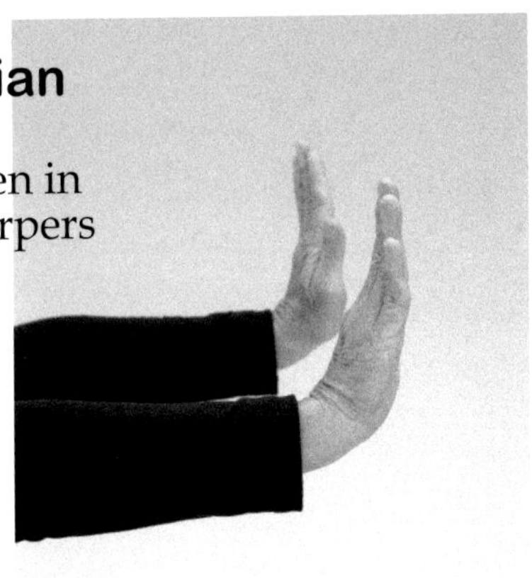

Alle Meridiane

Die Übung

Stellen Sie Ihre Füße schulterbreit hin.
Stellen Sie sich auf die Zehen und Vorderballen. Heben Sie langsam die Arme über den Kopf gerade nach oben.
Die Oberarme befinden sich direkt neben den Ohren.
Die Fingerspitzen zeigen zur Decke.
Handflächen zeigen nach vorne.
Daumen und Finger liegen zusammen.
Stehen Sie möglichst kerzengerade und strecken Sie sich zur Decke.

Die Augen schauen etwa ein bis zwei Zentimeter über einen imaginären Horizont.
Atmen Sie durch die Nase ein und aus.

Verweilen Sie einen Moment in dieser Ausgangshaltung und lassen Sie dann daraus eine Bewegung entstehen.

Zuordnungen

Die Übung „Alle Meridiane“ erfüllt mehrere Funktionen. Sie dient der Harmonisierung und Koordination aller Meridiane auf der faktischen, körperlichen Ebene. Die Thymusübung hingegen aktiviert und koordiniert die Energien und Inhalte der Meridiane.

Eine sanfte und grundlegende Aktivierung sowie ein Ausgleich der Stimmung und des Körperklimas geschieht. Sein, in der körperlichen Kraft und Harmonie sein.

Aus dem Lot sein. Unkoordiniert, unausgewogen sein, Unzufriedenheit aufgrund von (körperlichem) Unwohlsein.

Es werden Themen angesprochen und koordiniert, die gleichzeitig mehrere Meridiane oder die Koordination des Energieflusses betreffen, es sind Themen, die man mit einem Meridian alleine nicht zufriedenstellend bearbeiten kann.

Am Zustand und den Bewegungen der Übung „Alle Meridiane“ kann man den allgemeinen faktisch-materiell-biologischen Zustand ablesen.

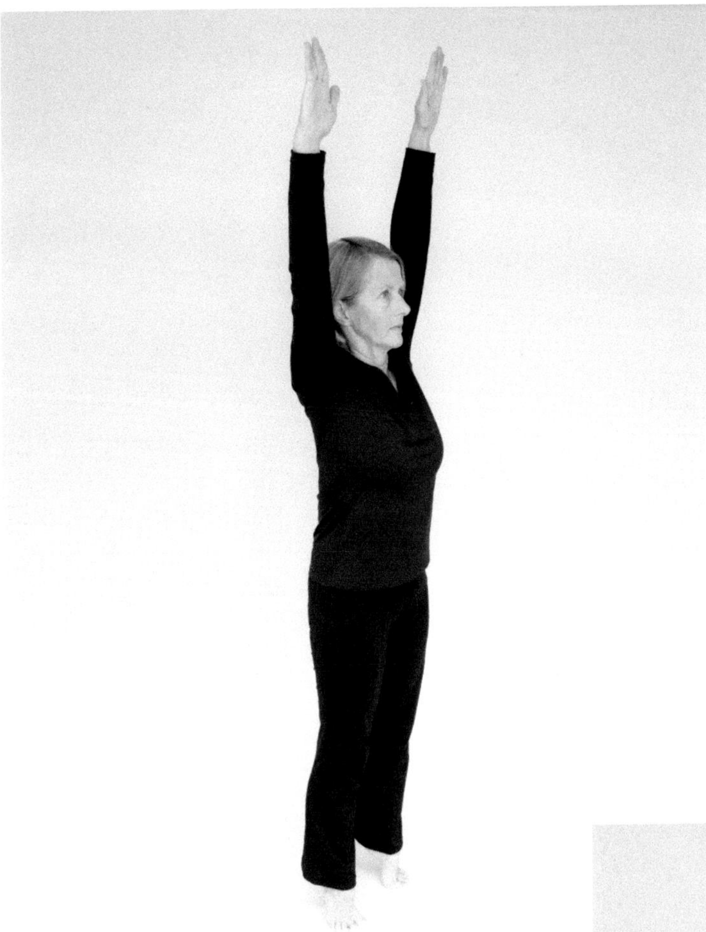

Alle Meridiane

Zehenstand einnehmen,
die Hände zur Decke
strecken.

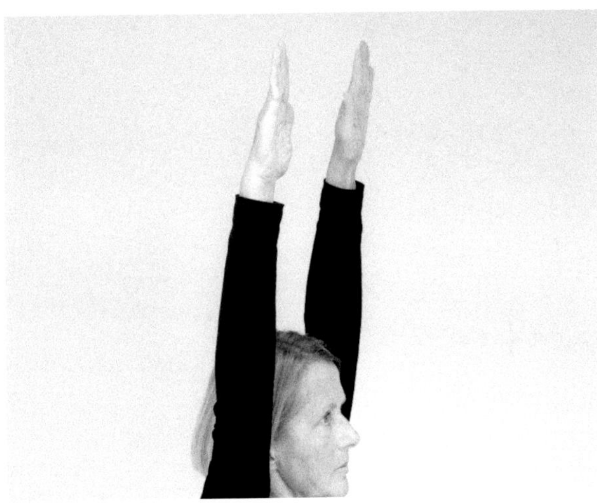

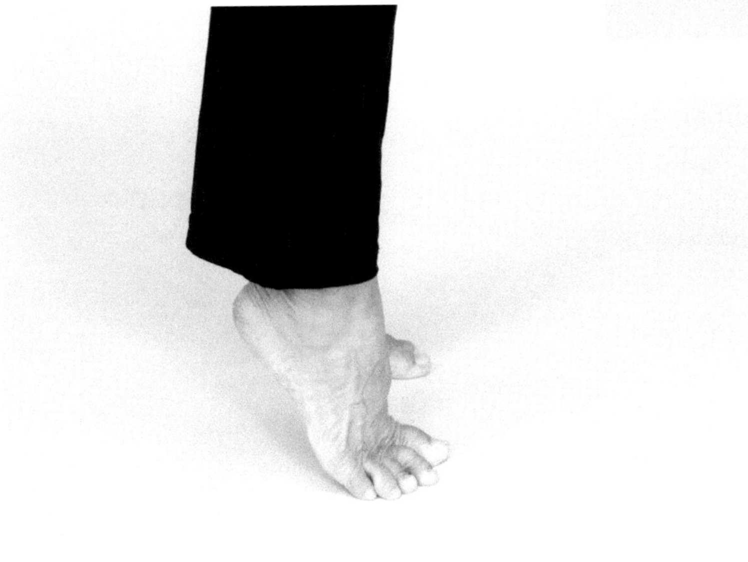

Alle Meridiane

Gleichgewicht mit Zehen
und Vorderballen halten.

Die Meridianuhr

Die Meridianuhr ist ein zentrales, einfaches und leicht zu handhabendes Instrument im Umgang mit den Meridianen.
Sie ist für den Praktizierenden aus unterschiedlichen Gründen von Bedeutung.
Man kann an der Uhr ablesen, welcher Meridian zu welcher Zeit besonders aktiv ist. Man kann aus immer wiederkehrenden Störungen in der Aktivitätszeit eines Meridians Rückschlüsse ziehen, mit welchem Meridian man üben sollte. Das heißt nicht, dass man während der Zeit der höchsten Aktivität die Übungen machen muss.

Beispiele:
Leistungsunfähigkeit, bis hin zur nachhaltigen Müdigkeit, die regelmäßig in der Zeit von 13.00 bis 15.00 Uhr am Nachmittag auftaucht, deutet auf eine Störung im Dünndarmmeridian hin. Probieren Sie aus, ob die Symptome mit der Übung zum Dünndarmmeridian beeinflusst oder sogar behoben werden können.

Regelmäßiges nächtliches Erwachen zwischen 1.00 und 3.00 Uhr ist ein Hinweis, dass Sie Ihre Aufmerksamkeit auf den Lebermeridian richten und ggf. die Meridianenergie regulieren sollten.

Zwischen 3.00 und 5.00 Uhr unruhig zu sein und wach zu liegen, weist auf den Themenkreis des Lungenmeridians hin.

Immer wiederkehrende gesteigerte innere Unruhe zwischen 11.00 Uhr und 13.00 Uhr kann ein Anzeichen für Probleme im Bereich des Herzmeridians sein.

Beobachten Sie sich. Fallen Ihnen Unregelmäßigkeiten auf, suchen Sie mit Hilfe der Meridianuhr den entsprechenden Meridian heraus und üben Sie ihn, bis Besserung eintritt. Vielleicht können Sie durch Üben des Meridians die Dinge in den Griff bekommen.

Wie bei allen Beschwerden gilt: Sollten Beschwerden gravierend sein oder anhalten, sollten Sie auf jeden Fall einen medizinischen Fachmann hinzuziehen.

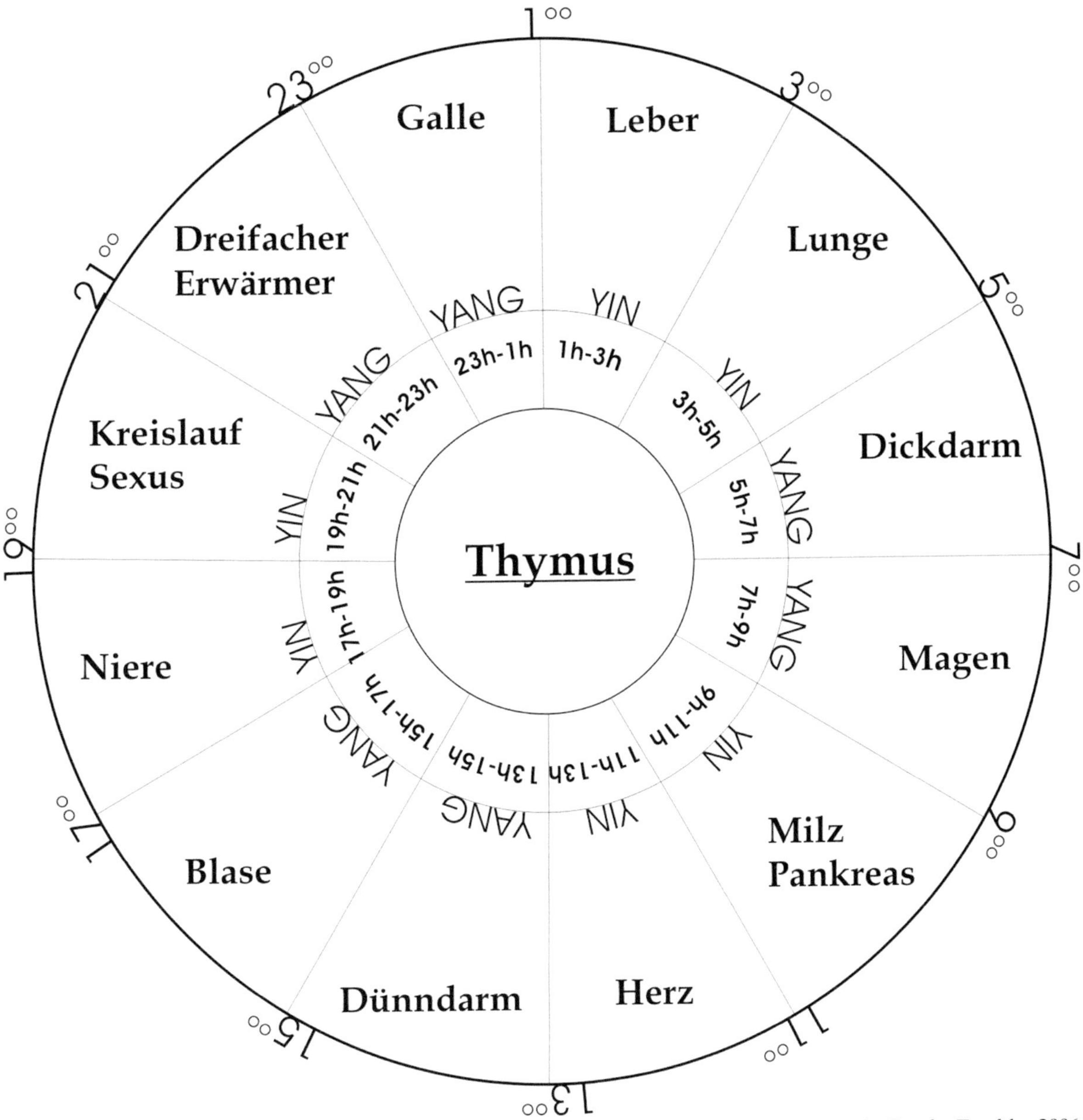
Thymus
1°°
3°°
5°°
7°°
9°°
11°°
13°°
15°°
17°°
19°°
21°°
23°°
Galle
Leber
Lunge
Dickdarm
Magen
Milz
Pankreas
Herz
Dünndarm
Blase
Niere
Kreislauf
Sexus
Dreifacher
Erwärmer
YANG
23h-1h
YIN
1h-3h
YIN
3h-5h
YANG
5h-7h
YANG
7h-9h
YIN
9h-11h
YIN
11h-13h
YANG
13h-15h
YANG
15h-17h
YIN
17h-19h
YIN
19h-21h
YANG
21h-23h

Die Meridianpolarität

Die polare Systematik, in der man sich in der Meridianuhr gegenüberliegende Meridiane übt, ist eine Möglichkeit, wie man die Meridianuhr nutzen kann. Sie empfiehlt sich bei akuten und kurzfristigen Unausgewogenheiten.
Um Meridianenergien in sich selbst und miteinander wieder in den Fluss zu bekommen, bietet sich folgende Vorgehensweise an. Man wählt intuitiv einen Meridian aus und praktiziert die zugehörige Übung. Dann macht man eine Pause und sucht den auf der Meridianuhr gegenüberliegenden Meridian und praktiziert seine Übung.
Nehmen Sie Ihr Empfinden als Maßstab für die Dauer der jeweiligen Übung.
Nach einer Pause üben Sie wieder die Übung für den ersten, intuitiv gewählten Meridian und dann wieder die polare Meridianübung.
Wechseln Sie die Übungen so lange ab, wie Sie es wollen.
Es ist empfehlenswert, die Übung mit Abstand von mehreren Tage zu wiederholen, um den Energieausgleich im jeweiligen Meridian und zwischen den Meridianen – darum geht es bei dieser Übung – zu stabilisieren.

Hinweis zur intuitiven Wahl eines Meridians: Wenn Sie einen Meridian intuitiv auswählen, können Sie davon ausgehen, dass Sie mit Ihrem inneren Wissen den Meridian gewählt haben, der auffällig d.h. nicht im Gleichgewicht ist.

Eine weitere Möglichkeit, Meridiane aufzufinden und Energien auszugleichen, ist das System des Meridiankreuzes.

Das Meridiankreuz

Wenn Sie eine an die Wurzel gehende Gesundheitsprophylaxe betreiben möchten, können Sie das System des Meridiankreuzes benutzen.
Man geht von dem Meridian aus, in dessen Bereich man eine spürbare oder vermutete Disharmonie verortet. Übt als erste die zum ihm gehörende Übung, dann die Übung für den gegenüberliegenden Meridian, dann die Übung des links auf ¼ liegenden Meridians und zuletzt die Übung für den diesem gegenüberliegenden Meridian.

Es ergibt sich, wenn man z. B. mit dem Lungenmeridian beginnt, folgendes Bild:

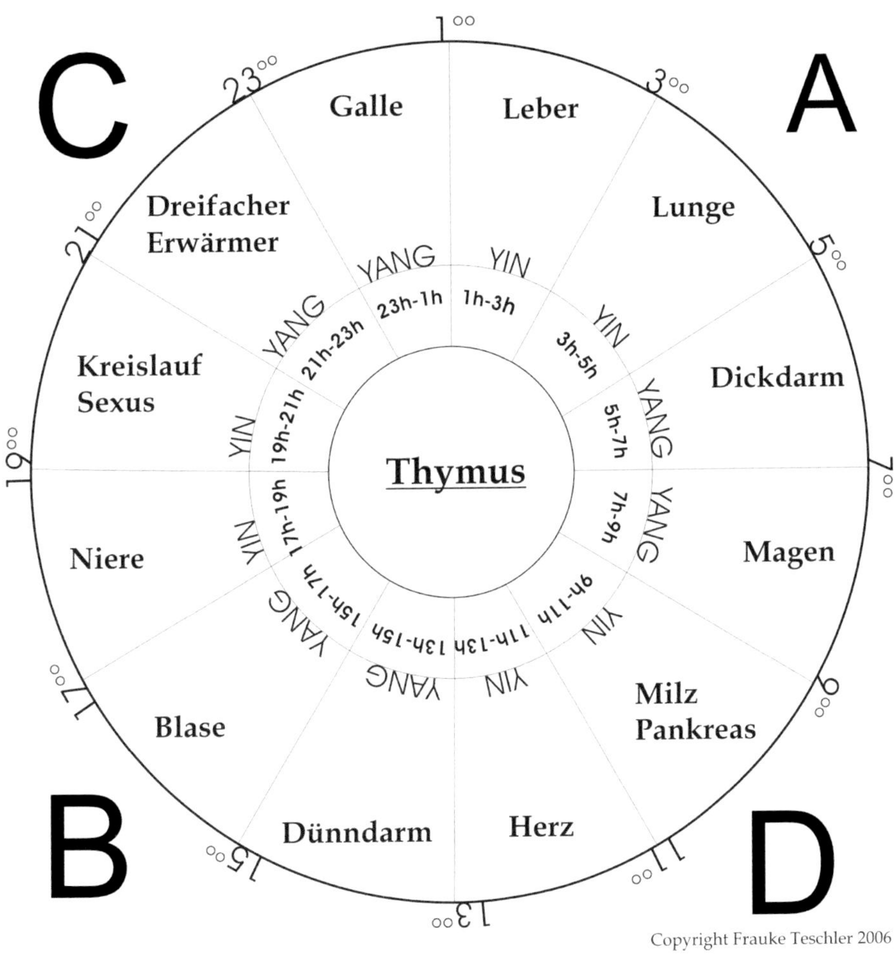

Bleiben wir bei Beispiel des Lungenmeridians:
Man praktiziere die Übung des Lungenmeridians, bis man die ersten Veränderungen wahrnimmt. Dann sollte man mit der Haltung des gegenüberliegenden Meridians fortfahren. Das ist der Blasenmeridian. Auch diese Übung sollte man so lange ausführen, bis man konstruktive Veränderungen spürt. Wer möchte, kann immer wieder zum Üben des Lungenmeridians zurückkehren. Dann wieder zum Blasenmeridian gehen.

Steigt man tief in den Zustand des Blasenmeridians ein, wird man feststellen, dass dort die Ursache für das Ungleichgewicht des Lungenmeridians beheimatet ist und über den Lungenmeridian „nur“ die Symptomatik sichtbar wird.
Mit der Zeit wird man spüren, dass man die Übung für den Dreifacher-Erwärmer-Meridian hinzunehmen könnte. Als vierten Meridian sollte man die Milz-Pankreas Übung ausführen. Interessant ist in dem Zusammenhang, dass der Meridian, der links vom Ausgangsmeridian liegt, (im Fall des Lungenmeridians also der Dreifache-Erwärmer) den ersten Meridian schwächt und so das Ungleichgewicht im ersten Meridian fördert. Der rechts neben dem ersten Meridian liegende Meridian (in diesem Fall also der Milz-Pankreas-Meridian) hält das Ungleichgewicht fest und unterstützt es.

Ich empfehle die Meridianabfolge an unterschiedlichen Tagen und über mehrere Wochen einzuüben. Mit der Zeit kann man die Abfolge nach Bedürfnis, Intuition und Gefühl verändern. Je erfahrener man mit dem System wird, desto genauer und ökonomischer kann und wird man die Reihenfolge variieren.

Die Krönung der Übung „Meridiankreuz“ ist, wenn man die Energien aller vier Meridiane visualisiert, sich mit ihnen konfrontiert und sie wirken lässt.

So kann man rundum mit allen möglichen Meridiankreuzen verfahren.
Die Abfolge*: Meridian der Symptomatik > Meridian der Ursache > Meridian der Schwäche > Meridian des Erhalts.*

Intention und Meridiane

Eine Intention ist die geistige Haltung, mit der man versucht, ein Ziel zu erreichen. Es ist das, was man im Sinn hat. Die Inhalte einer Intention sind trotz ihrer Wichtigkeit meist nicht bewusst.
Um es zu verdeutlichen: Die Intention ist der „Erste Gedanke", dem die Energie und dann die Handlung folgt. Am Ende der Kette: Gedanke, Energie, Handlung steht das Ergebnis. Für jeden Menschen gilt: Ist das Ergebnis seiner Handlung und seines Energieeinsatzes kongruent mit der Intention (Erster Gedanke), erlebt er sich als kongruent und ist mit sich zufrieden.
Der Mensch hat dann das Gefühl und Erleben, dass er sein Ziel erreicht hat. Das gilt in den großen Lebensintentionen (Lebensziele) wie auch für die kleinen Dinge, Ziele, Handlungen des Alltags.

In der Meridiansystematik kennen wir drei **prinzipielle** Intentionen, die unsere Handlungen leiten:

Die aufbauende / stärkende Intention: Nimmt man diese Intention, ist alles Trachten und der Sinn auf das Stärken und Ausbauen der Meridianenergie ausgerichtet.
Das Harmonisieren: Nimmt man diese Intention, ist alles Trachten und der Sinn auf das Ausgleichen, Glätten und Angleichen der Meridianenergie ausgerichtet.
Das Abbauen: Nimmt man diese Intention, ist alles Trachten und der Sinn auf das Lösen, Auflösen und Beenden der Blockierungen in der Meridianenergie ausgerichtet.

Selbstverständlich gibt es weitere Unterabteilungen der Intentionen. Welche man jeweils wählt, ist abhängig von der Lebensintention, dem Lebenssinn des Menschen.

Übt man einen Meridian ohne bewusste Intention, bleibt man im Kontext der derzeitigen vorherrschenden Intention.

Das rahmengebende Übungssystem

Mit der folgenden Systematik stelle ich die zentrale Übungsabfolge vor. Ich empfehle sie als Rahmen für alle anderen Übungen.

Die äußere Vorbereitung

Suchen Sie zum Üben einen ruhigen und gut belüfteten Platz auf, an dem Sie sich ungehemmt und ungestört bewegen können. Tragen Sie zum Üben bequeme Kleidung, die auch weitläufige Bewegungen zulässt.

Die Besinnung

Jedes Üben beginnt, indem Sie sich gerade hinstellen. Schließen Sie die Augen oder schauen Sie geradeaus, konzentrieren und besinnen Sie sich auf sich selbst.

Das nennen wir die Ausgangshaltung. Vor jeder Meridianübung sollten Sie diese Haltung einnehmen. Sie dient der Sammlung, Besinnung und Konzentration.
Sie können die Besinnung unterstützen, indem Sie einige Male sanft in den Bauch atmen.

Die Thymusübung zum Beginn

Das Einnehmen der Thymushaltung und das Entstehenlassen einer automatischen Bewegung aus dieser Haltung bilden das Opening zu den Meridianübungen. So werden alle Meridianenergien angesprochen und geweckt. Es ist so, als würden Sie mit der Thymusübung allen Meridianen mitteilen: „Der Motor wird angeschmissen, nun geht es los."
Zunächst verweilen Sie einen Augenblick in der Thymusgrundhaltung und lassen dann daraus eine Bewegung entstehen. Beenden Sie die Bewegung, wenn Sie keine Bewegungsimpulse mehr spüren, wenn sie Ihnen subjektiv ausreicht oder eine Bewegungssequenz abgeschlossen ist. Lassen Sie die Bewegung im Stehen oder im Liegen ausklingen, spüren Sie nach, bis keine Körpersensationen mehr in Ihnen geschehen und die Wirkung der Übung abgeklungen ist.

Die Meridianübungen

Jetzt üben Sie die Meridianhaltungen, die Sie sich vorgenommen haben. Das können sowohl einzelne Meridianübungen sein als auch Meridiansysteme wie das Kreuz oder die polaren Meridiane.

Die Thymusübung zwischen den Übungen

Nach einer oder mehreren Meridianübungen führen Sie wieder die Thymusübung aus.
Der Sinn ist die Integration und Koordination der durch die Meridianübungen aktivierten Energien.

Wenn Sie mehrere Meridianübungen nacheinander ausführen, achten Sie bitte darauf, sich nach jeder Übung kurz in die Besinnungshaltung zu begeben.

Die Thymushaltung am Ende des Übens

Jede Meridianserie wird mit der integrativen Thymusübung abgeschlossen.

Das Ziel und der Zweck des gesamten Ablaufs ist:
dass Sie sich immer wieder auf sich selbst besinnen und bei sich bleiben,
dass Sie zu Beginn durch die Thymusübung Ihre Lebensenergie aktivieren,
dass Sie zum Abschluss die frei gewordene Lebensenergie durch das Praktizieren der Thymusübung harmonisieren und integrieren.

Nehmen Sie bitte möglichst genau die Grundhaltungen ein, die auf den Abbildungen zu sehen und im Text beschrieben sind. Sollten Sie dazu körperlich nicht in der Lage sein, was bei einigen Meridiangrundhaltungen durchaus möglich ist, trainieren Sie die Grundhaltung so lange, bis Sie diese einnehmen können oder nehmen die Haltung soweit ein, wie es Ihnen möglich und machbar ist.
Das Einüben der Haltung bringt erfahrungsgemäß schon das Bewusstwerden der Meridianinhalte mit sich. Das Beste ist natürlich, wenn Sie das Einrasten in die Meridianenergie spüren und dann „einfach so" in die automatische Bewegung kommen können.
Jede Meridianübung beginnt mit der Grundhaltung. Aus der Grundhaltung heraus lassen Sie eine meist sanfte Bewegung entstehen. Sie folgt keinem festgelegten Muster, sondern Ihrem Gespür, Ihrer Körperintelligenz und Ihrem inneren Wissen.

Die Bewegung kann sich auf unterschiedliche Weise entwickeln.

- Sie lassen die Bewegung automatisch entstehen, die aus der eingenommenen Grundhaltung entstehen will oder aus ihr resultiert

oder

- Sie spüren eine Bewegung und folgen ihr.

Entsteht keine Bewegung oder pausiert sie während des Übens, bleiben Sie in der Haltung, bis die Bewegung weitergeht.
(Hinweis: Falls eine Bewegung stockt, spüren Sie der inhaltlichen Bedeutung der Stockung / Haltung nach und werden sich darüber klar. Ist der Inhalt ins Bewusstsein gekommen, löst sich auch die Haltung und der Bewegungsfluss kann weitergehen.)

Das Wichtige ist, dass Sie sich auf die Bewegungsabläufe einlassen.

Der Dauer der Bewegungen möchte ich keine Grenze vorgeben, weil die Bedürfnislage sehr individuell ist. Bewegungsphasen von 10 - 15 Minuten sind durchaus möglich, Bewegungsabläufe von wenigen Sekunden können auch angemessen sein.
Die Aufmerksamkeit ist während jeder Übung auf sich selbst und auf die Bewegung gerichtet. Man bleibt in der Bewegung und Aufmerksamkeit, bis sie „ausgelaufen" ist oder bis man die Übung willentlich beendet.

Nach der Übung ruht man im Stehen oder Liegen, bis keine inneren Bewegungen und / oder Körpersensationen mehr stattfinden.

Das alles ist richtig in dem Sinne, dass man sich mit dieser Vorgehensweise die Meridianenergie bewusst macht und sie gleichzeitig transformiert.

"Bewusstmachen" ist nicht, die Energie abgetrennt von sich zu erleben. „Bewusstmachen" heißt in diesem Fall, dass man die Energie identifiziert erlebt. „Das bin ich."

Die Transformation der Meridianinhalte findet dann statt, wenn Sie aus der korrekt eingenommenen Grundhaltung heraus eine Bewegung ausführen können. Nimmt man keine bewusste Intention wie Heilung, Ausheilung, Orientierung, findet in den Übungen immer die Auflösung von Blockierungen oder der Ausgleich von Disharmonien der Meridianenergie oder die Steigerung der Lebensenergie statt.

Transformieren heißt, dass man die Energien aus einem festeren Zustand in einen gelösten /gelösteren Zustand bringt.
Durch Bewusstsein und Transformation wird der Mensch klarer, wacher, vitaler, hat mehr Energie, ist freier und natürlich in seinem Allgemeinzustand gesunder.
Die transformierte Energie sollte integriert und ganz angenommen werden. Erst dann ist die Veränderung dauerhaft haltbar.

Zusammenfassung der empfohlenen Abfolge:

1. Das Äußere vorbereiten
2. Besinnung
3. Thymushaltung
4. Eine oder mehrere Meridianhaltung(en) oder ein System
5. Abschließend wieder die Thymushaltung

Abschließende Bemerkungen

Wie Sie diese Übungen nutzen, steht ganz in Ihrem Ermessen. Es wird von Ihrer Intention und den Zielen bedingt, die Sie verfolgen. Was ein Mensch mit Hilfe der Meridianübungen erreichen kann, hängt zudem von seiner körperlichen Grundenergie und Konstitution, seiner herzlichen Klugheit und seinem Willen ab.
Jeder handelt in seiner Verantwortung und ist in der Folge natürlich auch für die Ergebnisse verantwortlich.
Hingabe, Sensibilität und Aufmerksamkeit sind die Mittel, um die Transformation der Energien zu erreichen.
Ein einfaches, unbedingtes und sich in das immer Feinere transformierendes Leben kann das Ziel sein.
Ich wünsche allen ein gutes Gelingen.

Die Übungen sind so konzipiert, dass durch die Meridiangrundhaltung und durch die Bewegung die Energie des Meridians gezielt aktiviert wird.
Man kann den Zustand des Meridians rein körperlich fühlen und empfinden.
Was man während der Übung erlebt, ist der Zustand des Meridians.
Entsprechend des Zustands des Meridians ist der Zustand des Menschen und umgekehrt.
Entsprechend des Zustands der Meridianenergie sind die Bewegungen.

Zu Beginn der Praxis der Meridianübungen ist man mit dem direkten körperlichen Zustand eines Meridians konfrontiert.

Der direkte körperliche Zustand ist die niedrigste energetische Ebene eines Meridians und für ungeübte Menschen am schwersten wahrzunehmen.
Durch weiteres Üben kommt man in die erlebbaren, „höheren" Ebenen der Meridianenergie.
Wenn Sie die Meridianübungen über einen längeren Zeitraum nutzen, werden Sie feststellen, dass auf der nächsten, der psychischen Ebene, die Bewegungen feiner und energetischer werden und ungewöhnliche Körperwahrnehmungen auftreten.
Die Bewegungen werden leichter, fließender, ruhiger, langsamer und sind weniger anstrengend, schweißtreibend und schmerzhaft.
Ungewöhnliche Körperwahrnehmungen, die auftreten können, sind z.B. das „Verschwinden" eines Armes, ein pelziges Gefühl an den Beinen, das Empfinden längere oder kürzere Gliedmaßen zu haben...
Es sind wahrscheinlich so viele ungewöhnlichen Körperwahrnehmungen möglich, wie es unterschiedliche psychogene Inhalte im Menschen gibt.
Diese Wahrnehmungen kommen durch eine höhere Sensibilität für sich selbst zustande. Man nimmt die Inhalte wahr, weil die empfindungsmäßige Gleichgültigkeit für sich selbst langsam und sicher aufhört. Das wahrgenommene Phänomen symbolisiert eine spezielle Art von Stau, Hemmung, Schwäche oder Leere des Meridians.
Durch die zunehmende Körperwahrnehmung wird die nicht fließende Energie bewusst, und man transformiert sie durch Bewusstheit und Bewegung in fließende Energie.
Man erlebt zunehmend mehr Empfindungsfähigkeit, man bekommt durch die Übungen eine

bessere Wahrnehmungsfähigkeit, Wachheit, Klarheit, Präsenz, Sinnhaftigkeit, mehr Sinnlichkeit, Lebensfreude und allgemein mehr Lebensmut.

Nutzt man die Übungen über längere Zeit, wie Monate oder Jahre, kann man feststellen, dass die eigenen Potentiale, die kreativen Fähigkeiten, das innere Können, das echte, menschliche Selbstbewusstsein immer weiter zunehmen.
Das Vertrauen in sich selbst wächst an. Für dieses Selbstvertrauen und Selbstbewusstsein interessiert man sich aber in diesem Zustand recht wenig. Man lebt selbstbewusst. Man weiß, was man will, man sieht seine Grenzen und Fähigkeiten, man erkennt die Möglichkeiten und handelt entsprechend.
Wenn man die Meridianübungen lange Zeit nutzt, kann man das Phänomen erleben, dass „sich gar nichts mehr tut".
Man ist wach, man ist bewusst, man kann, ist präsent und es bewegt sich nichts, so scheint es.
Man ist bei sich, man ist in Meditation. Mehr nicht, aber auch nicht weniger.
Wenn eine Bewegung stattfindet, dann ist das eine klare Bewegung ohne innere Bewegung, ohne psychische oder körperliche Inhalte.
Hier findet die Befreiung, die Erlösung statt, die so mancher Mensch sich wünscht.
Von einer Trennung von Körper, Geist und Seele kann nicht mehr gesprochen werden.
Der Mensch ist eins. Man hat die höchste Stufe der Meridianübungen erreicht.
Wer das Ziel „Weder Bewegung noch keine Bewegung" erreichen möchte, braucht Einsatz, Geduld und Ausdauer.
Man kann dieses Ziel erreichen, wenn alle Meridiane in gleichem Maß „vollendet" sind.
Man erreicht dieses Ziel zunächst für Sekunden, registriert diesen Zustand jedoch nicht. Dann tritt der Zustand während des Übens öfter auf, er wird zunehmend wahrgenommen und integriert.
Während des Übens können unerklärliche Ängste auftreten, die man in den Übungen durch Beharrlichkeit des Übens überwinden kann.
Mit der Zeit wird der Zustand deutlicher und man erkennt, dass man den Zustand nicht erzwingen kann. Man kann sich darauf vorbereiten und ihn eintreten lassen. Doch über dieses Lassen hat man keinen Willen.
Das Ziel kann man erreichen, wenn man die innere Einstellung hat, dass keine Schwierigkeit unüberwindlich ist.
Das ist eine mögliche Intention.

Über den Autor

Wilfried Teschler hat zahlreiche Bücher und Veröffentlichungen zu körpertherapeutischen Methoden und Themen der Persönlichkeitsbildung herausgebracht. Er lebt und arbeitet mit seiner Frau in Krefeld.

„Ich finde es schön, diese Übungen der Menschheit zu schenken. Ich tue es aus ganzem Herzen"

Kontakt

Wilfried Teschler
Teschler GbR

D- 47800 Krefeld
Wilhelmshofallee 77
Telefon +49 2151 9490009
Internet: www.meridiansystematik.de
Mail: wilfried.teschler@gmx.de

Verlag:

Polarity Verlag
Frauke und Wilfried Teschler GbR
D- 47800 Krefeld
Wilhelmshofallee 77
Telefon +49 2151 9490009

Nachwort:

Weder Intention noch Systematik,
weder Krankheit noch Gesundheit,
nur Leere und Bewegung.

Wer sein EGO verbrennen und einfach leben möchte, kann die Meridiane nutzen.
Das heißt: üben, üben, Hingabe, erfüllen, aufgeben.
Nicht mehr, nicht weniger.